ストレス

「つながりたい」という病

香山リカ

青春新書
INTELLIGENCE

絆ストレス 「つながりたい」という病

目次

第2章　気楽なはずのつながりが招く「SNS疲れ」

第3章　「家族の絆」という幻想

第4章 絆に苦しむ女・絆に守られる男

第5章 母娘を縛る「強すぎる絆」

第6章 「孤独死」は本当に不幸なのか？

第7章 「絆ストレス」の時代を生きる

本文デザイン・組版＝orange bird

まえがき ―「絆」に熱狂するニッポン―

大震災から1年半が経過した、2012年8月。

東京の両国国技館で、世界最大のプロレス団体「WWE」の日本公演が開催された。

アメリカの団体であるWWEの中でも、「スーパースター」と呼ばれるトップ集団は特別な存在。世界中に多くのファンがいて、アメリカのみならず、アジアやヨーロッパでも、その公演には数万人規模の観客が集まる。国技館での2日間の日本公演も、もちろん超満員であった。

現在、WWEでは「スーパースター」としてひとりの日本人選手が活躍している。その名前は、ヨシ・タツという。

WWE日本公演の観戦に出かけた人たちの多くも、ヨシ・タツとの再会を楽しみにしていたと思う。そして、彼の姿がついに電飾が施された派手なゲートから出てきたとき、客席からは大きなどよめきが起きた。

そのガウンの背中と入場用のマスクには、大きく「絆」という一文字が記されていたのだ。

これらは日本公演から用い始めた新しいコスチュームだが、制作を担当した日本のデザイナーのブログによると、ヨシ・タツ選手からは次のような依頼があったという。


「デザインはまかせるが、『絆』をテーマにしてほしい」


国技館に集まった約1万人の観客は、背中と額に「絆」の字をまとって登場するヨシ・タツ選手に熱狂し、割れんばかりの拍手と悲鳴にも近い声援を送った。

その場にいた外国人のファンは「日本人レスラーが出てきたからみんなこんなに喜んでいるんだろう」としか思わなかったかもしれないが、それは違う。

観客たちは、世界を舞台に活躍するヨシ・タツ選手が、あえて「絆」という文字を背負って登場してきたことからさまざまなメッセージを受け取り、トップレスラーと自分たちとの絆、ファンどうしの絆を感じて、歓喜したのであろう。

絆。

日本以外の国のファンのほとんどは、読むこともできず、意味もわからない文字。いや、それが文字だということさえわからず、「何かの記号か模様なのだろうか」と思う人もいるかもしれない。

しかし、日本にいて漢字が読める人なら、誰もが「絆」は「キズナ」と読む漢字だということを理解できる。それだけではなくて、東日本大震災の後、この「絆」がそれまでとはまるで違う、特別な意味や価値を持つことも知っている。

東日本大震災が起きた平成23年には、「絆」は、世相を漢字一字で表す「今年の漢字」に選ばれた。12月12日には、京都市東山区の清水寺の森清範貫主が、縦約1・5メートル、横約1・3メートルの和紙に大きな筆で黒々と「絆」という文字を書き上げた。

過去5年の漢字は、昨年から順にさかのぼると「暑」「新」「変」「偽」「命」。「暑」の次の年が「絆」になるとは、誰が想像しただろうか。

人と人がつながり、お互いが助け合いながら、生きていく。この「絆」こそが、新しい時代の規範となるものだ。モノ、お金、美貌などは、「絆」に比べれば取るに足らない。「絆」ほど大切なものはない。こう考えている人も少なくないはずだ。

では、本当に「『絆』があれば何もいらない」のだろうか。

実は診察室には、直接的あるいは間接的に、この「絆」によって苦しめられている人が、大勢やって来る。

「絆」によって苦しめられること、それをここで「絆ストレス」と名づけておこう。

ストレスを生む「絆」には、大きく分けて次のような種類がある。まずは大震災に関連した絆と、直接は大震災に関連していない絆。そしてそれぞれに、「絆が強すぎてストレスになる」という場合と、「あるべき絆がないのがストレスになる」という場合とがある。

実際にはどんな例があるかについてはこれから説明していきたいが、ここではひとつだけケースを紹介しておこう。

その人の名前は、マナさん。震災の後、診察室を訪れた女性たちの特徴を寄せ集めて作り上げた架空の人物だ。とはいえ、マナさんのような人は、毎週のようにやって来た。

マナさんは、30代のオフィスワーカーだ。つき合っている人はいるが、結婚にはなかなか踏み切れない。仕事だけではなく趣味や社会貢献にも興味があるマナさんは、コーラスグループに入り、ときどきボランティアで児童養護施設などを訪れてコンサートを開催することもある。

マナさんが診察室に来たのは、大震災から3ヶ月ほどがたった頃のことだった。

「大震災からずっと、津波の被災地の映像を見るたびにポロポロ涙がこぼれてきます。自分も何かしなくちゃ、といてもいられなくなるんです。私、東京のオフィスになんかいる自分が許せない。なんだか私だけこうやって生き残ってしまって、申し訳ない気持ちでいっぱいです。いますぐ駆けつけて、被災された方たちと一緒に苦しみたい。

もっと強い絆を感じたいんです。テレビや雑誌ではさかんに『絆を大切に』って言いますが、東京にいると絆なんて感じられない。みんな自分勝手に生きてます。被災地の方々の絆はすごいです。もちろん自衛隊とか消防団、ボランティアで支援している人たちの絆だってすごい。そうじゃなくちゃ、と思います。

でも私には何もできない。コーラスグループで被災地に行こうか、という話も出ましたが、結局まだ行けていません。

いま一番大切なのは、『家族の絆』ですよね？　その点でも私は失格です。もう30代半ばなのに、結婚もしてないし…。仕事だってなんとなく中途半端です。部下にも信頼されてないかもしれない。結局、絆を結べない自分はダメ人間、生きてる価値がないような気がします…」

マナさんは、診察室でもポロポロと涙を流した。

では、「絆を結べない」と言うマナさんは、それほど自己中心的で冷酷な人なのだろうか。

もちろん、そんなことはない。それどころか、日ごろからボランティア活動などをしているマナさんは、人一倍思いやりもあり、意識も高い人だ。仕事に対しても高い理想を持って、日々がんばっている。

それにもかかわらず、マナさんは「いまの生活に足りないもの、それは『絆』だ」と思い込み、自分を責め、あせり、そして自信を失っているのだ。

しかし、マナさんの語る「絆」が何を指すのか、そのあたりには混乱も見られた。「絆」と言いながら、それは被災者とそれ以外の人の絆なのか、あるいはふだんの会社や地域での生活の絆のことも指すのか、それとも家族の絆なのか、それがマナさん本人にもよくわかっていないのだ。最初は「震災のことで」などと言っていたマナさんだが、次第にその話は「結婚していない」とか「会社でも重要な仕事をまかされているわけではない」などと、自分の問題に移っていった。

ただ、「絆は大切なのに、自分にはそれが欠けている」ということだけははっきりしていて、そこでマナさんの気持ちは激しく動揺している。

大震災にショックを受け、心を痛めるのは人として当然のことだろう。とはいえ、それまでマナさんは「私のまわりには絆がない」ということでこれほど悩んだり、苦しんだりすることはなかったはずだ。

そう考えると、マナさんも大震災後、突如、出現したこの「絆」という言葉にとらわれ、縛られ、そこでストレスを受けている人のひとりだといえる。つまり、「絆ストレス」の被害を受けている人ということだ。

繰り返すようだが、こういう状態で診察室を訪れたのは、ひとりやふたりではない。なぜ、「絆ストレス」が発生したのか。なぜ、それに苦しむ人たちが大勢いるのか。そして、「絆ストレス」に倒れないためには、あるいはそこで一度つまずいたとしてもうまく立ち直るためには、いったいどうすればいいのか。

次の章から、とくに大震災後、日本の社会にじわじわ広がる「絆ストレス」の問題について、くわしく考えていきたいと思っている。

第1章

震災後の日本に浸透する「絆」の功罪

突然、復活した「絆」

東日本大震災（以下、大震災）が起きた4日後、2011年3月15日に、俳優の渡辺謙氏や放送作家の小山薫堂氏が呼びかけ人となり、「希望をつなぐメッセージサイト『kizuna311』」が立ち上げられた。「kizuna311」は「キズナ サンイチイチ」と読む。

なぜ、「kizuna」なのか。

事務局のサイトにはこうある。

地震被害の拡大が伝えられる中でも、秩序ある行動をとる日本人に海外メディアは驚きと共に称賛し、復興努力を激励する論調が相次いでいます。こうした状況下で、私たちは改めて気づかされたのです。

いま、この国にある最高の財産は『絆』である、と。

この辛い現状をどう乗り越えていくか、そのカギは人と人との絆［kizuna］にあります。この力で、被災者の方々にとっての光となり得るようなコンテンツをボランティアで作り、そのコンテンツでさらに新たな『絆』を届けられないか、と考えました。

その後、このサイトでは「エンターテインメント・コンテンツの差し入れ」をコンセプトに、クリント・イーストウッドやカルロス・サンタナなど、ハリウッドスターや世界的アーティストから国内の俳優まで、多くの著名人のメッセージ、朗読、無償で提供された楽曲などが公開されたのである。

「絆」という言葉を今回の大震災の復興や支援のキーワードとしたのは、もちろんこのサイトだけではない。ネットで検索すると、3月15日、16日あたりから次々に「絆プロジェクト」「絆ネットワーク」といった動きが立ち上がり、さまざまな支援活動を行い始めている。

実は、大震災が起きる前から、この「絆」という言葉への注目が次第に大きくなりつつあった。NHKラジオは2009年から「いのちと絆のメッセージ」を募集し、随時、番組内などで紹介していた。また、NHKテレビは2010年に「絆はじめよう」というテーマで、いくつもの特集番組やニュース内の特集コーナーを制作している。

では、大震災前に注目された「絆」とは何であったのか。NHK「絆はじめよう」のサイトから紹介しよう。

20年後の2030年、日本社会は全世帯の37%あまりが独りで暮らす単身世帯という時代を迎える。世界にも例のない超少子高齢化や格差の拡大、それに都会への一極集中や地方の疲弊。日本社会のさまざまな課題が人々の暮らしを直撃し、絆や支えをなくしたまま生きざるを得ない、いわば『無縁社会』を生み出している。

NHKの全国の放送局を通じた取材によって、『家族』『地域』『職場』で当然と思われていた人と人とのつながり、絆が急速に失われている一方で、新しい絆をはぐくもうと前向きな取り組みが各地で始まっていることもわかってきた。

日本社会は、なぜ絆を失ってしまったのか。どうすれば、新しい絆をつくることができるのか。番組を通じて視聴者の皆様と一緒になってこの問題を考えたいと思います。

つながりの喪失で急増した患者

よく言われることだが、日本社会には「血縁・地縁・社縁」という三つの強力な結びつきがあった、とされる。つまり、家族や親族のつながり、住んでいる地域のつながり、そして勤めている会社などで働く者どうしのつながりだ。

しかし、それらはいずれも急激に失われつつある。たとえば、最近、精神科の診察室では「心のケア以外」の問題に関する業務が急増している。というのも、初診で訪れる患者さんは「心の問題で来ました」と言うのだが、その背景に「失業」「経済苦」「借金」「住宅ローン」「暴力被害」「家族とのトラブル」などなど、さまざまな現実的問題が隠れていることがあまりに多いのだ。

もちろん、精神科医には借金問題などは解決できないので、そういう場合はほかの専門家の手も借りなければならない。私はいつもカバンの中に自分で集めた「相談窓口リスト」を用意している。

「生活費が底をついた？　どこにお住まいですか？　ああ、C市ですね…じゃ、ここの福祉課に電話してください」

「え、必要でもない高級寝具をローンで買ってからうつ病ぎみ？　それはあたりまえですよ。あなたがいらっしゃるのは精神科ではなくて、消費者生活センターですね。クーリングオフも可能な期間みたいなので、まずは相談しましょうよ」

「あなたの不眠の原因は、明らかに夫の暴力ですよ。今晩からシェルターなどで保護してもらう必要がありそうですね。この電話番号は女性センターですから、すぐにかけてください」

「仕事を予告なしに一方的に解雇された？　それはおかしいですよ。あなたの会社に組合はないんですか？　だとしたら、労働問題にくわしいNPOに相談を…。ああ、あと次の仕事も探さなければならないですね。幸いハローワークがこのクリニックの近くにあるので帰りに寄ってみてはどうでしょう」

こうなると、診療というよりなんだか「窓口あっせん所」という感じだ。

頼れる人はどこにもいない

もちろん、私も好きでこんな「あっせん」をしているわけではない。お金や仕事に関する現実的な問題があるとわかると、そこで「まずはその問題を解決したほうがいいから、誰か相談できる人はいませんか？」と勧めてみる。

「ほら、ご親戚、会社の上司、町内会の顔役とか…あ、昔の恩師なんかどうでしょう？誰か、親身になって相談に乗ってくれる人がいるのではないでしょうか」

すると、彼らは判で押したように同じ答えを口にする。

「先生、そんな人がまわりにいたら、ここには来ませんよ」

もっともだ、と私は納得して、そこからおもむろに「相談窓口リスト」を取り出すのだ。そういうときにつくづく、「いまの時代は、何かあると誰もがすぐに糸の切れたタコのようになってしまうのだな」と結びつきの弱まりを感じていた。

このように「絆」が弱まり、危機感を覚える人が増えつつある中で、あの大震災は起きたのだ。

ここで一気に、「やっぱり大切なのは『絆』だった！」という声が高まるのも当然のことだ。

また、先ほどの「kizuna311」のコンセプトにもあったように、今回の大震災は、日本からすっかり消えたと思われていた絆が意外にもまだ残っていた、ということを思い起こさせるきっかけともなった。

ＮＨＫが２０１０年に集中的に放映した「絆はじめよう」プロジェクトに関係した番組や特集には、孤独死、限界集落、医療過疎など、見ていて心が寒々するようなテーマのものが多かった。

私もそのいくつかを見たのだが、それぞれでは「でもそんな中で、なんとか絆を再生しようとがんばる人もいる」という視点から新しい試みが紹介されたりもしていたものの、全体としては「ああ、日本はすっかり昔と変わっちゃったんだな」「こんなに結びつきが弱まっている中、いったいこれからどうすればいいのだろう」と悲観的な色彩が強かった。

だからこそ、大震災の後に被災地で、あるいは被災地とそれ以外の地域とのあいだでまだ「絆」が残っていた、とわかったとき、私たちはそれにある意味で大いなる希望を感じ、興奮さえ覚えたはずだ。

「ほら、２０１０年はやれ孤独死だ、やれ子どもの養育放棄だと絶望的な話ばかりが報道されたが、日本にはまだまだ絆が残っていたじゃないか！　日本人はやっぱり絆を大切にする人たちなんだ！　世界もこのことを賞賛、絶賛しているではないか！」

「絆の国」日本の誕生

昨今、日本は経済大国からも転落しかけ、それまで「日本人といえば…」の答えだった「まじめ、正直、誠実」といった特徴も失いかけており、日本人のプライドはズタズタに傷つけられていた。そういう意味で、「絆」は、失われかけていた日本人のプライド、誇りの新しいよりどころにもなるワードだったともいえる。「日本人ってどんな人？」と聞かれたとき、これまでのように「お金はけっこうある人たちです」とか「集団の秩序や和を尊び、とにかくよく働く人たちです」とも言えなくなった私たちは、これからはこう答えるしかない、と無意識のうちに考えたのかもしれない。

「日本人ですか？　えーと、経済もダメだし、最近は技術立国ともいえないし、以前のように努力家も減ってきてしまって…。あ、でも、『絆』は強いんです。大震災の後も、この『絆』の力を発揮して、心をひとつにして支え合ったでしょう？　ほかの国だと、こうはいきませんよね」

ここまで来ると少し考えすぎかもしれないが、こうして大震災の後、「絆」は日本社会や日本人にとっては「これしかない」という最後のとりでのようになったのである。

もちろん、私自身が被災地に出かけたときもあちこちで、「絆を大切に」とか「絆を信じて」といったポスター、手書きのメッセージを目にした。テレビレポーターが避難所などで被災者に「みんなで助け合い、支え合う絆の力、これがあるからがんばれるんですね？」とやや誘導的な質問をし、「はあ、みなさんには感謝しております」といった短い答えを受けて「すごい絆です！」などと興奮ぎみにまとめる、といった映像を見たこともある。

やっぱり日本は「絆の国」なんだ。とくに大震災後を乗り切るには、とにかく「絆」、これしかないんだ。

そんなムードが、大震災後、日本中にあふれ出したように思う。

強制された「避難所の絆」

しかし、とくに被災地で「ほら、強い絆があるでしょう？」と、つながりや結びつきが前提であるかのように考えられ、自分の言いたいことが言えなくなっていた人もいた。以下は私が実際に被災地で見聞きした話だ。

避難所での生活が何ヶ月にも及ぶと、そこではさまざまな問題が出てきた。全国からおびただしい量の支援物資が送られてくるのだが、そこには「選択の自由」はほとんどない。

たとえば、「子どもたちに文房具を」と一口に言っても、いまの時代は子どもにも好みやこだわりがある。このメーカーのこのシャープペンシルで、下敷きはこれくらいの硬さで、とおびただしい種類の中から選んでいたのに、「とりあえずみんな同じ鉛筆と消しゴムで」となってしまったのだ。

支給されるおにぎりなどの食べ物にしても、もちろん被災者はいつも感謝とともに食しているのだが、大震災が起きる瞬間までは、コンビニなどで「私はのりが直巻き、しっとりタイプがいい」「やっぱり別包装のパリパリだよ。そして中身はふつうの鮭じゃなくてキングサーモンに限る」などと個人の好みをフルに発揮して選んでいたのだ。それが突然、「具は梅干しとおかかだけ。のりはありません」と選択の余地がいっさいなくなる。

とくに象徴的だったのが、避難所生活を送る若い女性が小さな声で話してくれた「下着」の問題だった。

「全国からたくさん支援物資を送っていただいて、それは本当にありがたいんです。でも、私も一応20代なんで、それまでブラジャーとかショーツとか、こだわりながら選んできたんですよね。何も高いものじゃなきゃイヤというわけじゃなくて、ほら、素材とか形とか…。それがいま避難所に届くのは、こう言っちゃ申し訳ないのですが、おばさんがつけるようなおへそまで隠れるユルユルショーツやラクチンブラジャーだけ。バチが当たるかもしれませんが、そういうのを身につけると、本当に悲しくなってきて、涙が出てくるんですよ。いっそのこと男性用のトランクスのほうがいいか、とさえ思っちゃう。

そう考えて配給の日に取りに行かなかったら、避難所にいる年配の女性が、『恥ずかしくて取りに行けないのか』と思ってわざわざ持ってきてくれました。『恥ずかしいとかおしゃれじゃないとか、そんなことにこだわってる場合じゃないだろ』って。『せっかく配ってるのにもらわないと、避難所の絆も壊れてしまう』とも言われました。それはわかるのですが…。

私、支援物資がもらえなくてもいいから、避難所を出るつもりなんです。家は1階がやられましたが、2階はあるんです。ほぼ全壊でライフラインもまだダメだけど、ここでこれ以上、縛られて暮らすよりもいいかな、って。好きじゃないものも笑顔で受け取って喜んでるふりをして身につけるよりは、まだ何もないほうがいい、って思うんです。私、おかしいですよね？」

とくに大震災後は、「絆」といえばそれだけで、「すばらしい」「美しい」「かけがえがない」とプラスのイメージしか連想できなくなっているが、実際には多くの人がそれまでは「絆より個人」「つながりより私らしさ」を大切に生きてきたことを、忘れてはならないはずだ。

〝私らしさ時代〟の私たち

突然、話が変わるようだが、最近は学生たちと飲み会に出かけても、注文の仕方が私の学生時代とはまったく違っている。かつては「とりあえず生ビールを人数分」といった頼み方をしていたのが、いまはひとりひとりがメニューを見ながら時間をかけて飲みたいものを決め、それをまたひとりひとりが注文を取りに来た人に告げるのである。

「えーと、私はこのトロトロ梅酒をソーダ割り、あ、氷は入れないでください」「この黒糖焼酎ってどこのメーカーのですか？　…ああ、そこのは好きじゃないんでやめにして、こっちの芋焼酎のメーカーは？」「コーラじゃなくて、ダイエットコーラってないですか？」「レッドアイが飲みたいけどないみたいだから、自分で作ります。トマトジュースと生ビールと、あとグラスもうひとつ持ってきてください」

いわゆるカスタムメイド、オーダーメイドの注文の仕方に、受ける側はたいへんなのではないか、とハラハラしてしまうが、向こうも慣れたもので「ご注文を繰り返します」と根気強く読み上げたり、訂正したりしている。いつだったかこちらが不用意に「とりあえずみんなビールでいいかな?」と言ったら、「どうして〝とりあえずビール〟なんですか」「みんな同じ注文ってどういうことですか」などと質問の集中砲火にあった。

もちろん、モノを提供する側も、消費者のこういった個々の欲求、要求に応えるため、さまざまなこだわりや付加価値をいかに提供できるかという部分で勝負しようとしている。同じような商品でも何かしらのプラスアルファを付加し、消費者の「これを持っているのは私だけ」「ここにこだわるのが私らしさ」といった心理を刺激する商品を開発しようとしているのだ。

豊かさゆえの「みんなバラバラ」

大震災前の私たちは、そうやって作り出された無数の選択肢のなかから、こだわりを持って自分で選ぶという「豊かさ」を思う存分、享受してきた。それはバブル時代の「高いバッグを買いあさる」とか「大型の外国車に乗る」といった「豊かさ」とは違うが、逆に考えればよりデリケートで高度な「豊かさ」だともいえる。「高いもの、大きなものがよいとは限らない。あくまでポイントは「自分らしさ」ということだ。

しかし、この「私だけのこだわり」は、「絆」とはなかなか両立しない。「絆」を重んじるためには、ある程度の画一性が必要だからだ。たとえば、学園祭での「絆」を大切にするためには、みんなでおそろいのTシャツやはっぴを作り、それを着なければならない。そこで「私は黄色なんて絶対、着たくない。黒が私のこだわりカラーだから」と主張する人は、「絆」に参加することはできないだろう。

まだ学園祭のTシャツなら、数日間のことだから〝絆ゲーム〟のつもりで楽しむこともできる。ところが、避難所生活は何ヶ月にも及び、その後、仮設住宅に移ったとしても、半共同生活はしばらく続くのである。助け合い、支え合いのためには、「私は乳脂肪分3.8％の牛乳しか飲まないの。それ以上でも以下でもしっくりこない」「ブラジャーは下半分だけワイヤーが入ったタイプで、カップはソフト。これが私のバストを一番きれいに見せるから」「ひげそりクリームはしっかり泡がたつタイプがいい。そうじゃないとオレの肌、ちょっとカサついちゃうんだよ」といった個別の好みやこだわりを強く抑えなければならないこともある。

「絆」優先で、個別の主張は前面に出せないこと。それは、実はいまを生きる人にとっては、たいへんなストレスになるのだ。

しかも、まわりはそのことに気づかず、「ひげそりクリームって、支援物質としてはなかなか届きにくいものでしょう? だからお持ちしました。男性陣のみなさん、どうぞお使いください」などと無邪気に言う。すると「ありがたい。よく気がつく人だな」という気持ちが9割だとしても、残り1割は「香料のきついタイプか。僕は無香料じゃないと気分が悪くなるんだけど」と気が重くなるかもしれない。しかし、そのことは顔に出せず、「いやー、ありがたい。ひげそりクリームなんて気づいてくれる人はいませんからね」とみんなで喜びあわなければならない。これは、その人にとっては想像以上のストレスなのだ。

先の「おばさん下着はどうしてもイヤ」と避難所を出た女性のように、自分をごまかすストレスよりもモノがないストレスのほうがいい、と究極の選択をする人がいても、決しておかしくはないのではないだろうか。

今回の大震災では、被災地の状況を「戦後」にたとえる人がいた。「あのときも

『絆』で乗り越え、復興を遂げたのだから、今回もがんばろう」と熱く語る人を見たこともある。

しかし、戦後と現在では何より人々の状況はまったく違う。戦時中の貧しい生活の中で焼け野原になった状況と、豊かな生活からいきなり選択肢を奪われた状況を同一視することはできない。

「絆」がない生活は、たしかにいろいろなリスクと隣り合わせではあるが、「個人の自由」だけはふんだんにある生活ともいえる。大震災が起きたからといって、いきなり自由や選択肢をすべて手放し、「みんなで一緒に同じところに寝泊まりし、同じモノを受け取り、同じ食べ物を口にすることで、心もひとつにする」という「絆一色」の生活をすることなど、よく考えればできるわけはない。

また、「とにかく絆」とそれを最大にして最優先の目標にしすぎることで、目に見えないストレスに苛《さいな》まれている人もいる。そのことを忘れてはならないはずだ。

とにかく誰かと一緒にいたい

大震災の後、一時的に「結婚ブーム」が起きたという報道があった。

診察室でも「結婚したい」と口にする女性たちに大勢、会った。彼女たちは、大きな災害を経験して、そのときに「夫や子どもがいない」というのがいかに心細いか、痛感したという。

「震災の夜、余震の中でひとりで震えていて、心細かったんです。夫や子どもがいる友人は、これまで夫婦別寝室だったけど、震災の後は久しぶりに家族みな同じ部屋で川の字になって寝て、絆がぐっと強まったって言ってました。本当にうらやましいです」

「被災した方の中にも、〝家は失ったけれど家族が無事でよかった〟って話す人が多いでしょう。家族ってそんなに大切なものなんだ、ってわかりました。私にはそんなもの、何もありませんから…。やっぱり家族の絆ってそれほどすばらしいんですよね」

たしかに、震災後は結婚相談所の登録がぐっと増えたとか、デパートの婚約指輪売り場の売り上げが伸びた、という報道もあった。理由はいろいろあるだろうが、「夫婦の絆」「家族の絆」を見直す動きが活発になったのはたしかだ。

雑誌『SPA!』は、大震災から2ヶ月あまりがたった頃、「震災恋愛［フラれた／モテた］の境界線」と題して興味深いルポを掲載した。

それによると、大震災の後、パニックを起こしたり自分だけ放射能を恐れて遠くに逃げたりして恋人と別れることになった人も多かったようだが、その一方で「新たな出会い」も目についた、というのだ。中には、未曾有の災害や原発事故で恐怖のドン底にある女性たちの心理につけ込んで、ナンパに成功した男性もいたらしい。

記事では、「電話してみると、どうやら余震が怖くてうまく眠れていないらしい。それで、相手の気分が落ち着くまで話をすることになったんですけど、30分ほど経つと相手が『今からそっちに行っていい？』と言い出して…」「震災当日にメールがあり、余震が来るたびにメールで『また揺れたね』『大丈夫？』とリアルタイムで恐怖をともにしました。その甲斐あって『一人暮らしで心細い』と言うから『一緒にいてあげる』とそのコの家にお泊まりです」といったやや不謹慎な〝武勇伝〟がいくつも紹介されていた。ちなみにこの記事を担当した編集者に直接、尋ねてみたのだが、これらはすべて実話だそうだ。

どちらかといえば男性たちが刹那的な関係に走ったのに対して、女性側の変化は、より本質的な関係を求めたようだ。

同じ記事では読者へのアンケートも実施しているのだが、とくに女性たちのあいだで震災後、結婚願望が高まっていることがわかったという。「結婚したくなった」(35歳・事務)、「まじめに結婚を考えるようになった」(37歳・自営業)、「結婚する気がなかった姉が婚活を始めた」(30歳・主婦)といった声も多く紹介されている。

さらにその願望を実行に移した女性たちもいた。男女の出会いの場として提供される会員制のお店、シングルズバーに登録する女性や、婚活パーティに参加する女性の数も、震災後、大幅に増えたという。

実際のケースをいくつか取り上げた後、記事はこう締めくくられている。

「結婚すれば家族ができるし、金銭的余裕も生まれる。結婚は、震災で孤独や不安に悩まされている女性たちの最良の治療薬なのかも。」

しかし、よく考えてみれば、直接の被災者ではない彼女たちの状況は、大震災の前と後で劇的に変わったわけではない。もちろん直後は余震の恐怖などもあったとは思うが、それが一段落した後は、少なくとも見かけ上はいつもの生活が戻ったはずだ。

それにもかかわらず、彼女たちは「結婚相手がほしい。家庭を作りたい」とより永続的な関係を望んでいるのだ。

私には「生きている証」がない

あるシングルの女性は診察室で語っていた。

「もしいま東京で大震災が起きたら…。私は職場のビルの下敷きになってしまうかもしれませんが、誰も助けに来ないと思います。地方の実家にいる親ももう高齢ですし。隣のデスクの女性は既婚なのですが、ダンナさんと〝どっちか生き残ったほうが助けに行こう〟と約束しているんですって。〝まあ、相手に先に死なれると子どもが困るからよ〟なんて照れ隠しに言ってますが、やっぱり絆、愛ですよね。

こんなことを言うと怒られるかもしれませんが、大震災のテレビを見ていたら、津波で亡くなった妻を忘れられず、〝ずっといっしょだよ〟といつも写真を持ち歩いている男性が出てきたんです。私の場合、死んでもああやって思い出してくれる人は誰もいない。生きている証《あかし》がないのと同じですよね。そう考えると、何のために生きてるんだろう、って空しくなっちゃって…。

次の大災害が来るまでに、誰かと結婚したい。でも無理ですよね」

本当に結婚していれば、それだけで誰かと「強い絆」が結ばれている、といえるのだろうか。

診察室では、「結婚で〝絆のなさ〟を実感したのでは」と考えたくなるような人たちにも大勢、出会った。

「震災の日、私と娘は家で震えていたのに、夫は帰宅難民になったのをいいことに、会社の若い女性部下たちと開いている店に飲みに行ったとか。その後も、〝キズナの会〟とか名前をつけて、そのメンバーで定期的に飲みに行ってるらしいし、許せません！」

彼女が言うには、まだ夫がいないならいないで「自分でなんとかするしかない」とハラもくくれたかもしれない。でも、一応、夫がいるのに自分には無関心だと、ひとりでいる以上に孤独を感じる、ということだった。

震災によって深まった亀裂

また大震災に続く原発事故は、家族の絆を強めるどころか、前からある亀裂、さらには新たな亀裂を作り、深めることにもなった。これも診察室で語られた言葉だ。

「私、子どもには危険性が少しでもある水や野菜を与えたくないので、外食もさせずにがんばってきたんです。それなのにこのあいだの日曜、めずらしく夫が子どもを外に連れ出してくれたと思ったら、ファミレスでさんざん飲み食いさせたんですって! どこが産地かも確かめないなんて、信じられない! 私の努力は水の泡です」

また次は男性のケースなのだが、「妻の母親が原発の避難者をテレビで見て、心ないことを言ったのが許せない」というのが原因で、「妻のことも信じられない、離婚したい」とまで発展した人がいた。彼によると、学校だとかお金だとか、ほかのことなら「まあ、いろいろな考え方の人もいるんだから」と水に流せるが、どう考えても「原発問題だけは特別」としか思えない、この価値観の違いを見すごせない、と思ってしまうというのだ。

「夫が私をほったらかし」と嘆く女性に、「でも、今回の震災で少しはご主人を見直したのではないですか。そこまでではなくても、家族がいてくれることに感謝したり、家族の絆の大切さがわかったり、何かプラスの気づきがあったのでは？」などと常識的なアドバイスをしたこともあった。

ところが、たいていの場合、それは逆効果であった。

「そうです、家族の絆は大切です。先生のおっしゃる通りですよ。だからこそ、絆も結べないあんな夫となんか、一緒にいても意味がないって気づいたんです。うれしい、先生も離婚に賛成してくださるんですね！」

知人の中には、大震災後、お互いの考え方の違いが浮き彫りになり、結果的に夫婦関係を解消、つまり離婚に至った人もいた。いわゆる「震災離婚」だ。

では、なぜ大震災を契機に、人は結婚したくなったり、逆に離婚に踏み切ったりしたのだろうか。

非常時には、人間はいつもとは違った心理状態になる。今回の大震災はあまりの規模だったので、表面上は復興に向かいつつある半年後、1年後も実際には「非常時」が続いている、と考えるべきだろう。

吊り橋効果とストックホルム症候群

そんな非常時には人の心に、一体どんなことが起きているのか。それを説明してくれるのが、「吊り橋効果」と呼ばれる心理的な変化だ。ユラユラ揺れる危険な吊り橋の途中で出会った人たちは、それぞれが「この人が私を助けてくれるかも」と期待しあうために、実際以上に相手が魅力的に見えたり能力を過大評価しあったりしてしまう。これが、「吊り橋効果」だ。

「あの人って本当にステキだったんだ！」と、震災後、これまで気にならなかった人に突然、関心を持つようになった、結婚まで考えるようになった、というのは、まさにこの吊り橋効果の影響だろう。

もちろん、吊り橋効果から本当の愛が生まれる場合もあるが、たいていは吊り橋をわたり終えてしばらくすると魔法は解けて、愛も冷めてしまうと言われている。つまり、吊り橋効果による愛や心境の変化は一種の錯覚と考えてよいのだ。

ほかにも、この「結婚しなきゃ」とあせった人は、「閉店時刻効果」の影響も受けていると考えられる。これは、「さあ、もうすぐ閉店だよ」「あと2個で売り切れ」などと限界や終わりを示されると、とたんに「これ、いただきます！」とモチベーションが上がるという心理を指す。

東日本大震災ではその規模があまりに大きかったため、誰もが「日本もこれでおしまいか」と〝日本閉店のお知らせ〟を突きつけられた感じがしたと考えられるが、そこで「だから、結婚なんかしてもこの先、世の中がいつまで続くかわからないし」と空しくなった人と、反対に「世界が終わるなら、その前になんとしても結婚して誰かとの絆を築きたい」と〝絆願望〟が一気に高まった人とがいたのではないだろうか。

しかし、先の吊り橋効果と同じように、後者の人たちは閉店時刻効果で一時的に盛り上がっただけ、という可能性がある。つまり、この人たちは本当に絆の大切さを知ったわけではなく、極限状況の中でいろいろな心理的な影響を被り、「いま私が望むのは結婚なのだ！」と思い込んでしまったわけだ。

さらには、日ごろはむしろ気が合わないと敬遠していた職場の異性の上司や部下などが、震災を機に「魂の仲間」などに見えてきた場合、それは「ストックホルム症候群」に陥っている可能性がある。

この不思議な症候群は、1973年にストックホルムで起きた、銀行強盗人質立てこもり事件から名付けられ、テロリストや誘拐犯などに無理やり拘束された人質などの被害者が、次第に自分の命の行方を支配する加害者や犯人を頼りになる存在だと思い込むようになり、「本当はやさしくていい人だ」「この人の言うことには一理ある」と賞賛したり惚れ込んだりする、という現象を指す。

今回の大震災の直後も、帰宅困難に陥ったときに職場でさまざまな指示を出していた上司や、その後、職場の電力使用を厳しく管理、統制しようとしていた上司がなんだか頼もしく見えてしまった、という話を聞いたが、それはストックホルム症候群である可能性が高い。

いずれにしても、大震災後は、「絆」の大切さが強調されるあまり、それをなんとしても手に入れなければとか、守り続けなければと執着したり、人と濃密な関係を持てていない自分に引け目を感じたり、あるいは「家族はいるけど、こんなの絆じゃない!」とイライラしてしまったりと、あまりにそれに対して敏感になるなど、「絆ストレス」を抱えた人が多かったのではないだろうか。

震災後の特殊な「絆ストレス」

大震災以降、診察室にやって来る人たちが訴えることは、時間の経過とともに少しずつ変わっていった。

ここでは、震災以降の特殊なストレスについて、時間を追ってまとめてみることにしよう。

震災直後には、被災地から離れた東京の診察室にも、「地震関連のニュースを見るだけで動悸がしてくる」「津波の映像を見ると呼吸が苦しくなって倒れそう」と〝心の症状〟というよりもっと直接的な〝からだの症状〟を訴える人が数多く訪れた。また、小さな余震が起きるだけで震えが止まらない、緊急地震速報の音を聞くと恐怖のあまり叫んでしまう、という人もいた。この人たちは、「急性ストレス反応」と呼ばれる一過性のショック状態にあったと考えられる。

一般的にストレス反応は、自分が実際に危険な目にあったときにのみ生じるものだが、今回の大震災はあまりの規模、報道量であったために、被災地以外の人にもショックを起こすほどの大きな影響を与えたのだろう。

少し時間がたつと、これに別の訴えも加わった。

「被災地のために何かしたいのですが、私にできることは何もない。そんな自分が情けなくて、毎日泣いています」

「あんないい人たちがひどい目にあって、どうして私のような人間がのうのうと生き延びているのか。私が代わりに命を落とせばよかったんだ」

「親を失ったお子さんなどの映像を見ていると、その気持ちが手に取るようにわかる気がして、胸がかきむしられます。なんだか私自身が家族を失ったような心境です」

この人たちは、被災地に思いを寄せ、同情、共感しすぎるために、知らないあいだに心のエネルギーを使い尽くして起きる「共感疲労」と呼ばれる心身のすり減り状態にあると考えられる。それがさらにひどくなった「燃え尽き（バーン・アウト）状態」に近い人もいた。これもある意味で、強く絆を感じている人々を襲う、「絆ストレス」のひとつだと思う。

この「共感疲労」やそれがさらに昂《こう》じた「燃え尽き」は、児童養護施設やホスピスなど困難な立場にある人たちがいる場で働く人にときどき見られる現象だ。そういう職場での仕事を選ぶ人は、もともとが弱い人への思いやりやケアへの熱意を持っている場合が多いのだが、それゆえにいつの間にか自分の限界を超えて相手と自分を同化させ、がんばりすぎてしまうのだ。養護施設の職員の中には、子どもの代わりに、その親に怒りを感じているかのような職員もいる。そうやって「どうして子どもを見捨てたの？　愛してくれなかったの？」などと憤《いきどお》れば憤るほど、その親に自分が虐待されたかのような疑似体験をしてしまい、心が傷つくことになる。

自分を責め続ける女性たち

今回の震災では、遠く離れた被災地の人々に対して親戚か親友のように心を寄せて、その結果、共感疲労に陥った人が多くいたと考えられる。

共感疲労の状態が長く続くと、重症のうつ病になったかのような無力感、焦燥感に見舞われることになる。診察室でもある人はこう語っていた。

「被災地のために何もできない私ですが、せめていまの仕事をがんばって、手にしたお金を少しでも義援金にまわしたい、と決意したのです。それなのに、会社に行ってもなんだか仕事が手につきません。〝やらなきゃ〟とわかっているのに、頭が空回りして何から始めていいのかもわからないのです。

そのうち、なんだかイライラしてきて、同僚や家族にあたり散らすようになってしまいました。〝まわりの人にやさしくしたい〟と思っているのに、その反対のことをするなんて…。自分が本当に情けないです」

おそらく彼女は共感疲労状態が高じて、ほとんど燃え尽き状態に近いレベルにまで達していると思われる。こうなると重症のうつ病と見分けがつかないほどの状態になり、「何もできない、不安やあせりでイライラする」という病的な症状に苦しむことになるのだ。

さらに、「なぜ私は助かったのだろう、私が代わりに犠牲になればよかったのに」と自分を責める感情は、心理学の世界で「サバイバーズ・ギルト（生き残った者の罪悪感）」と呼ばれているが、今回は「共感疲労＋サバイバーズ・ギルト」が同時に起きた女性がとても多かった。

男性の場合は、まだ逃げるようにして仕事に集中したり、「被災地は気の毒だが、私は部長として部下を指導する使命があるから、いつまでも震災のことばかり考えてはいられない」と肩書きにこだわることで距離をうまく置いたりもできやすかった。

しかし女性はもっとストレートに、「仕事も大切だけれど、被災地の問題は何より気になる」「命を守る母親としてはこの問題を避けては通れない」と震災や原発事故による被害と向き合うことになった。その分、より共感疲労も起こりやすかったのだろう。

生き方を見直す契機に

そして、震災から1年以上が経過しても、こういった状態がまだ続いている人も少なくない。さすがに震災直後のような急性ストレス反応は薄らいだが、それでも「次は首都圏直下型」「南海地震にも警戒が必要」といった報道があるたびにあのときのショックがフラッシュバックしてまた恐怖がわき起こる、という人もいる。

また、共感疲労に関しても、震災直後のように「いますぐ何かしなくては」と考えて落ち着かない状態になる人は減ったとはいえ、「何もできない私は意味がない」といった自分への不信感、無力感が定着してしまった感もある。いま診察室にやって来る女性のうつ病患者さんの多くが、震災以降、より症状が悪くなった気がする、と話すのにも、この共感疲労が関係していると考えられる。

大震災と原発事故は、その後の社会を生きる人たちの心を大きく揺さぶり、新たなストレスを経験する、という二次的被害をもたらしている。いまこそ、私たちは「これまでとは違う新しいしなやかな生き方」への転換を求められているといってもよいだろう。

第2章

気楽なはずのつながりが招く「SNS疲れ」

SNSのせいで〝生きづらい〟

毎年、大学生の期末レポートで「若者の〝生きづらさ〟について原因を分析してください」といった内容のテーマを与えているが、この2年ほど実に多くの学生が「ツイッターやフェイスブックなどのSNS（インターネットのソーシャルネットワークサービス）」をあげた。若者だけではない。診察室でも「ミクシィのコミュニティの人たちとどうやってつき合ってよいかわからない」などと語る人は多い。同じ悩みや問題を持った人たちが集うネットの掲示板で言い争いになった、自分のブログに批判的なコメントを書かれてイヤな気持ちになった、などほかにもネットをめぐるトラブルは無数にある。

SNSを始めるきっかけは「つながりたいから」と多くの利用者が言う。もちろん、誰もが「鬱陶《うっとう》しいつながり」や「トラブルにつながるつながり」は求めていない。はじめの段階で想像するのは、「ビジネスに役立つつながり」「ふだんは交流できないような人とのつながり」といった〝自分にプラスになるつながり〟だと思う。

しかし、いったん始めてしまうと、その「つながり」は思わぬ方向にどんどん深まってしまったり、ときにはマイナスの方向に発展してしまったりする。

「思わぬ方向への深まり」で言えば、「ネットを介した出会いは一気に恋愛にまで発展」というのがある。私の知人でも、ふとしたきっかけから知り合った海外在住の日本人とのチャット、メールが盛り上がり、実際に会うときにはすでに結婚の約束まで交わしていた、という女性がいる。「一度も会ってない人と、どうして結婚という話になるの?」ときくと彼女は、「うーん、よくわからないけど、メールだと誰にも話していなかったような過去のことなんかもすんなり打ち明けられるし、ツイッターで一日中、お互いが何やっているかも伝えあっているから、なんだか何十年来の知り合いみたいな気持ちになるんだよね」と首を傾げながら話してくれた。

その一方で、ツイッターなどで誰かがつぶやいたひとことから、「ここに書かれている『ある友だちに会ったけど疲れた』の〝ある友だち〟って私のこと?」とほとんど被害妄想のように気にしている人もいる。

ひとことひとことを深読みすることで、「お互いの関係が一気に深まった」と恋愛にまで加速することもあれば、逆に「これも私のこと、これも!」と被害妄想のようになってしまうこともあるのだ。

ネットでのコミュニケーションには、「考えられすぎるのは迷惑だけれど、こちらは考えすぎてしまう」という原則があるようだ。

ありがた迷惑なつながり

また、とくに女性の場合は「それが礼儀だから」とばかりに常にネットにアクセスして友だちや知人のブログやツイッターなどをチェックし、「コメントを書くだけでぐったりする」と言う人もいる。また自らそうしながら、「ブログってこちらが見れば〝足あと〟が残るでしょう？ それがないと相手に〝見てくれてないな〟ってわかっちゃうし。でも、なんだかいつも監視されているようで息苦しいんです」とため息をつく女性も少なくない。

これはもともと、女性が「関係性の中で自分をとらえやすい性質を持つ」という特徴に関係しているだろう。男性の場合、後述するように関係性に縛られ、同郷だ同窓だと常に気にしている人もいるが、日常的にはどこかで「オレはオレ」と割り切ることもできる。

ところが女性の場合は、「友だちに対して私は信頼できる存在か」「彼の前で素敵な彼女か」「子どもにとってちゃんとした母親か」と常に特定の誰かとの関係を気にし、その中で少しでもいい自分でありたいと思いやすい。だからこそ彼女たちにとっては、常に誰かとのつながりの中にいられるSNSは便利なものでもあり、それに縛られやすいということにもなるのだ。

言うまでもないが、ネットやSNSは仕事でもなければ義務でもない。気が向いたときだけ自分のペースで楽しめるメディアのはずだ。ネット上に書かれた発言や情報が本当のことや真実だという証拠も、どこにもない。とくに匿名での書き込みに関しては、「話半分」くらいに読み流し、たとえ驚くような情報が書かれていても、「もしそうだったら面白いかもね」くらいに受け取っておいたほうがよさそうだ。

また、「これって私のこと?」と気になるようなことでも、それが誰のことを指しているか、確かめる手段はない。だから、基本的には「私のことじゃない」と思ったほうがいい。

いずれにしても、ネットのコミュニケーションのいちばんの長所であった「気軽なつながり」「ゆるいつながり」がどんどんなくなって、いまや若い人や女性たちにとってそれはちっとも気軽、気楽なコミュニケーション手段ではなくなっている。あるいは、「気軽でゆるい発言」だからこそ、そのウラにある本音、真意を読み取ろうとして、疲れてしまう人も出てきている。

社会問題化するSNS疲れ

そしてSNSに振り回されているのは、若者や女性だけではない。最近、あるビジネス誌も「SNS疲れ」という特集を組み、企業が広報目的でツイッターなどに手を出したはよいが、それを使いこなせず多大な時間と労力だけがかかっている、と述べている。私たちはまだ、ネットとの上手なつき合い方になれていないのだ。

このように広がる「SNS疲れ、ネット疲れ」を見ると、私でなくても誰もがこんな素朴な疑問を抱くはずだ。

「そんなに疲れるなら、一度やめてみたら?」

ところが、「いったん始めると、どんなに負担でもやめられない」というのもSNSの大きな特徴のようだ。しかし、「やめられない」にしても自分でコントロールくらいはできるのではないだろうか。

私は、ツイッターやミクシィは「気が向いたときだけ見たり書いたりする」という利用にとどめている。そこには私に対する否定的な意見やつぶやきもあふれているので、毎日、丹念にチェックしていると、それだけで自分の自信がどんどん目減りして、「もう仕事なんかやめちゃおうかな」という気にさえなるからだ。万が一、いまそうなってしまっては現実的に困る、という気があるから、「私は自分を守るために距離を置こう」と自分でルールを決めているのだ。

もちろん、そのルールは他の人には通用しない。だから、ときどき行き違いも発生する。

中にはツイッターで仕事の連絡を発信してきて、私が返答しないと「どうして返事をくれないのですか？」とメールや電話をくれる人もいる。そういう人には、ちょっと面倒くさいが、「私はツイッターを仕事の連絡手段としては使っていないので、これまで通りメールでお願いします」ときちんと伝えるようにしている。

知人の作家で、いまだにネットは使わず、ファックスと電話だけで仕事をしている人がいるが、彼女は笑顔で言っていた。

「それでも大きな問題はないわよ。たしかに、メールが使えないというと、〝じゃ、今回の仕事はなかったことに〟と言う編集者もいるけれど、それは最初から私じゃなくてもよかったんだな、と思うことにしている。本当に私に仕事を頼みたい、と思ってくれる人なら、封書でも実際に家まで来てでも、どんな手段でも依頼してくれるはずだし、どうせならそういう相手と仕事したいものね」

ＳＮＳでビジネスチャンスをつかめ、という特集もときどき雑誌で見かけるが、逆に彼女のように「ＳＮＳやネットでしかつかめないビジネスチャンスなんて、たいしたものではない」という考え方もあるのではないか。

どのメディアをどういう目的で使い、そこにどれだけの重みを置くか。それはあくまでひとりひとりが〝マイルール〟として決めることであって、相手にもそれを共有するように求めることはできない。当分は、「私はこうだから」と伝えていくしかないのだ。

また、どうしてもネットやSNSを利用する人がいちばん気をつけたいのは、そこで「他人と自分とを比較してしまう」ことだ。大学生が書いたレポートには、ツイッターを見ていると劣等感や嫉妬が増幅されるという悩みも頻繁に書かれている。

ある学生は、ツイッターで誰かが書いているものを見て、その人の1日が簡単に想像できる、と言っていた。朝早くから起き出し、大学に行って勉強し、授業が終わるとアルバイトに精を出し、夜は仲間と飲みに行って楽しく過ごす。そして、次にすることは「自分と比べること」だ。自分は朝も起きられなかった、大学にも行かなかった、アルバイトもせず、もちろん読書も勉強もしていない…。今日も1日ダラダラ過ごしてしまったことに、ひどく落ち込んでしまうというのだ。

しかし、相手の学生がツイッターに本当のことを書いているとは限らない。また、自分に都合の悪いことは書いていない、という可能性も大いにある。

冷静に考えればすぐに、「この人は〝こう見せたい自分〟を書き込んでいるだけ」などとわかるのだが、自分がたまたま落ち込んでいるとき、調子が悪いときであればあるほど、そこに書かれていることがすべて真実に見えてきて、「それに比べて私は」となってしまう。

SNS全盛の現代を生きる私たちには、本人が自覚していようといまいと、たくさんの人たちの視線の中で生きようとする傾向、その中で他人との比較で自分のポジションを確認しようとする傾向がある。

ネットで気軽なコミュニケーションを楽しむつもりが、いつのまにか劣等感や他人への嫉妬をどんどん大きくしていっているだけだった…。そんなことにならないように気をつけたいものである。

「手がかりのなさ」から起こる錯覚

ほかにも、SNSを介しての結びつき、絆で気をつけなければならないことがある。

そのひとつが「社会的手がかりのなさ」である。

「社会的手がかり」とは何だろう。これは社会心理学の用語で、「コミュニケーションにおいて用いられる〝ことば以外〟の要素」のことを指す。つまり、声の調子や表情、仕草、あるいはいま話している相手の年齢や性別、服装、どんな場面かなども「社会的手がかり」の中に入れられることがある。

たとえば、「愛してる」という言葉を伝えられる場面について考えてみよう。これが、リアルなコミュニケーションであれば、「いつ、誰が、どんな調子で言ったか」が大きな問題になる。

あるいは、職場の飲み会でみんなが盛り上がっているときに、若い部下がナイスなジョークを飛ばしたとしよう。それは、あなたの心のツボにピタリと来るものだった。そこであなたは、異性である年下の部下に思わず、「おー、キミってギャグのセンスがあるなー、うーん、愛してるよー！」と拍手しながら叫んでしまう…。やや大げさかもしれないが、愉快な飲み会ならこれくらいのことはあってもおかしくないだろう。

ところが、これがSNSとなったらどうだろう。あるとき、あなたへのダイレクトメッセージの中にふと見つけた「愛してます」というフレーズ。実はその人は異性であることはわかっているのだが、それ以上、年齢や職業などはわからない。「同じゲームが好き」というだけでつながっているどうしなのだ。

あなたはきっと、その〝告白〟に頭を悩ませるはずだ。もしかすると相手は小学生で、このあいだゲームの解法について情報を教えてあげたことに対して、無邪気に「大好き！」というくらいの意味で言っているのかもしれない。それとも相手は高校生くらいで、年上の自分をからかうギャグのつもりでつぶやいている可能性もある。誰かお笑い芸人でこのフレーズをキメの言葉に使っている人はいなかったっけ…。そうだ、たしかプロレスラーで毎回、リングの上のキメ台詞で「愛してまーす！」と叫ぶ人がいたとか聞いたことも…。この人、それをパクっているだけじゃないだろうか。

いやいや、このあいだからこの人とのやり取りは、ゲームの話題だけに限らず、好きな音楽とかファッションとか、そんな話にまで発展していたっけ。もしかするとこの人、同世代かちょっと年上で、私に運命的な何かを感じて、大まじめにいきなり愛の告白をしている可能性もないわけではない。だとしたら、こちらもまじめに「お受けします」とか言わなければならないのだろうか…。

つまり、ＳＮＳをはじめとするオンラインのやり取りでは、目に見える文字以外に何らその人の気持ちやニュアンスをつかみ取る手がかりがない。だから、思わぬ誤解や錯覚が生じてしまうことにもなる。相手がジョークやギャグで言ったことを本気にしすぎて、真剣に喜んだり怒ったりしてしまったり、逆に本気で言われているのに軽くやりすごしてしまったりして相手を傷つけたりするということが起こりやすいのだ。

また、リアルなコミュニケーションでは「社会的手がかり」を使って、会話の途中で話題を変えたり発言内容を修正したりすることもできる。

たとえば、こちらが「私、アイドルがけっこう好きなのですが、ＡＫＢ48の…」と話し出して、相手の表情がちょっと退屈そうに変化したら、「しまった、この人はアイドルに興味ないんだな」と察知して、「ま、まあ、ＡＫＢ48人気ももうピークを超えましたし、ところでスポーツはご覧になりますか?」と話を変える場合もある。ところが、ＳＮＳでは、相手からの返事が返ってくるまで、その話題が興味を引いたのか、内容には賛成なのか反対なのかもわからない。だから、アイドルが嫌いという相手に対しても、「私はＡＫＢ48の中でもとくに大島さんが好きなのですが、彼女の本当の魅力はあの外見ではなくて実は…」などとひと通り、自説を読ませてしまうことになる。また、逆に自分も聞きたくない、知りたくない話を最後まで読まなければならなくなることもある。

「思いやりの連鎖」が生むストレス

この「社会的手がかり」の少なさは、SNSでの関係をまったく違ったふたつの方向に導く。ひとつは、「誤解が生じたり面倒が起きたりするから、あまり深入りしないようにしよう」という〝SNS離れ〟である。実は私もそのひとりなのだが、世界的にもフェイスブックやツイッターの利用者は少しずつ減りつつあるとか、ビジネスユースだけに限定されつつある、という調査もあるようだ。

ただ、「やっかいなことになるからもうやーめた」というのとは、別の流れもある。それは、「社会的手がかりがないのなら、より注意深く相手の言いたいこと、思っていることを感じ取り、円滑なコミュニケーションが行えるようにしよう」という人たちの増加である。この人たちはSNSでの絆を断ち切らないように、細心の注意を払って相手の気持ちをくみ取り、また相手にイヤな思いをさせないような発言を行おうとする。

私も、ツイッターに「あちゃー！ 寝過ごして遅刻した！」と半ば自虐ネタのつもりで投稿したら、たくさんの人たちから「無理しないでね」「働きすぎじゃないですか」「季節の変わり目ですから当然ですよ」となぐさめのメッセージをもらい、逆に恐縮してしまったことがある。もしリアルなら「何やっとんねん！」「次に遅刻したらクビだよ、クビ！」と言われるような場面なのに、読んでいる人は一番深刻な事態を想定して、やさしい言葉をかけてくれるのだ。

もちろんそれはうれしいことではあるが、お互いにそうやって配慮しすぎると、当然のことながらコミュニケーションそのものが疲労の原因になってくる。「社会的手がかり」のなさゆえに作り上げられている、思いやりの絆。それが思わぬストレスになることを、忘れないほうがよいだろう。

ツイッター上での「平等幻想」

それからもうひとつ、ＳＮＳの特徴として「一見フラット」というのがある。著名人のツイートにレスをつけたら、相手がいきなり「ありがとう」と応じてくれた。あるいは、自分のレスをリツイートしてくれて、その著名人のフォロワーたちにも読んでもらえることになった。こんな〝奇跡〟が起きるのが、ＳＮＳのよさであることはたしかだ。

たしかに、ツイッターであれば、総理大臣もハリウッドセレブも、高齢者も中学生もみな「1回１４０字」という平等な条件のもとで発言をする。与えられているステージは完全に同じだ。また自分のタイムラインには、著名人のツイートも友だちや家族のツイートも、まったく同等に並んでいるのを見ることになる。

そうしているうちに、「なんだ、レディ・ガガも部活の友だちも同じじってことじゃない」という意識がどこかに生まれてきても不思議ではないだろう。「人間はみな平等」というのは、たしかに間違いではない。

しかし、本当にフォロワー何十万、何百万人の著名人と自分とは、フラットな関係といえるのだろうか。もちろん、ツイッターの世界を一歩出ると、そこにはさまざまな違いや格差が存在している。それなのに、ＳＮＳの世界でだけ「誰もがフラットな世界でつながっている」と感じるのは、思わぬトラブルのもとかもしれない。

私の知り合いがあるとき、大好きなミュージシャンに対して、ツイッターで新しいアルバムの感想をつぶやいた。本人としてはまったく素朴なファンの感想のつもりであり、本人がそれを目にするとは想像もしていなかったのだが、そのミュージシャン本人から「ありがとう。とても参考になる鋭い感想だね。これからもどんどん感想聞かせて」というレスが来た。「ツイッターってすごい！　あこがれのミュージシャンとつながれた！」と舞い上がった知人は、それからミュージシャンが新しい作品を出すたびに丁寧に感想を投稿していた。一時は「私があの人を支えているんだ」という気持ちにさえなった、と言っていた。

ところがある日、「今回の作品にはちょっとした迷いが感じられる気がする」とややネガティブにも取れるコメントをつぶやいたときだ。そのミュージシャンが「そうかな？　迷いなく作った自信作なんだけど」と反論のコメントをつけて、それをリツイートしたのだ。当然、それは何十万人もの人の目に触れることになり、「あなたは音楽をわかっていない」「インチキファンはつぶやくな」といった非難が一般人である知人のもとに殺到したのだ。知人はおおいに落ち込み、「あのミュージシャンは何十万人ものファンがいて、私はそうじゃない。それなのに対等みたいに扱われるのって、なんか違うと思う」と肩を落とした。

結局、いくらフラットに見えても「SNSの絆」は、本当の意味で対等ではないのだ。

もちろん、それを「平等な絆」と思ってしまった知人にも問題がないわけではないのだが、私もそれなりに利用してみて「これは、錯覚するなというほうが無理かも」とSNSそのものが持っている「フラットな絆幻想」をかき立てる機能におおいに問題を感じた。

あこがれの人とすぐつながれ、絆が結べたような気持ちになれるのはとても楽しい。でも、それってやっぱり幻想、錯覚かも。自分にそう言い聞かせておかないと、いつか思わぬ傷を負うかもしれない。

やっぱり「SNSの絆」には要注意、と言いたい私である。

第3章

「家族の絆」という幻想

オリンピックを見ると悲しくなる

2012年に開かれたロンドンオリンピックでは、選手が家族に、また家族が選手に、熱いメッセージを送り、そして感謝しあった。

たとえば、レスリング女子55キロ級で五輪3連覇を果たした吉田沙保里選手の場合も、新聞などは「常勝と重圧の苦悩を支えたのは母・幸代さん」とその母親の愛を大きく取り上げた。ロンドンに駆けつけ、スタンド席で娘の3連覇を見届けた幸代さんは、感涙に浸りながらこう言ったという。

「私の娘になってくれて本当にありがとう」

また、レスリング女子48キロ級で金メダルを取った小原日登美選手は、「ひとりの力では取れなかった。みんなで取ったメダル」と夫や実家の家族の協力に感謝した。新聞は伝える。

小原(おばら)(旧姓・坂本)日登美の笑顔が、金メダルよりもまぶしく輝いた。「勝っても負けても引退」と決めて臨んだ初の五輪。波乱の競技人生を支えてくれた両親や妹、夫に「恩返しできてよかった」。最高の結末に打ち震えた。

気迫に満ちた表情で初戦から勝ち上がっていく小原。スタンドから見守った妹の清水真喜子さん(26)は、その姿に涙が止まらなかった。自身も48キロ級の元選手。引退して結婚し、出産もした。届かなかった五輪の夢を引き継いでくれたのは姉だった。

帰郷し、実家に引きこもったこともある小原。父の清美さん(57)と母の万理子さん(56)は娘をランニングに連れ出すなどして寄り添い、再起を促した。(「MSN産経ニュース」、2012年8月10日)

もちろん、これはオリンピックの話だ。世界の大舞台に出るほどの選手となると、家族も協力を惜しまず、また結果を出した選手が家族に感謝しても不思議ではないかもしれない。

しかし、ある患者さんは診察室でこう言った。

「オリンピックを見てると悲しくなります。みんな家族との絆が強いんだな、って。私とは全然違うんだな、って…」

彼女はひとり暮らし、実家とは特別に疎遠というわけではないが、べったり仲良しというわけでもない。毎年、夏や年末に1泊2日で帰省する程度。〝ごくふつうの大人の関係〟だと思うが、オリンピックを見ていると、そんな関係は希薄で「本当の家族じゃない」と思うそうだ。

「たまに帰省すると、家族それぞれがグチを私にぶちまける。母は父の、父は母の、妹は両親の悪口を口にします。聞かされる私の身にもなって、って…。というより、私が都会で苦労してることなんて、なんにも気にしてないんだ、って情けなくなりますよ…」

その女性が言うには、オリンピック以外でも、最近はテレビのドラマ、CMでやたら「家族は大切」「家族が一番」というフレーズが目につくという。

私は、彼女に言った。

「世の中の家族が、みんなオリンピック選手一家みたいに強く結びついているわけはないじゃないですか。たとえば、新聞を見ていると、すばらしい家族の話だけじゃなくて、親が子を、子が親を殺した、といった事件もよくあるでしょう。だから、あなたみたいにちゃんと自立して生活していて、しかもときには顔を合わせる家族、それでいいじゃないですか」

しかし、それをきいても、彼女は納得いかないという表情で、首をかしげるばかりだった。

いつまでも大人になれない親子

実は、精神科の診察室にいると、「すばらしい家族」よりも、何倍、何十倍と「やっかいな家族」「ひどい家族」を目にする機会のほうが多い。

あるとき、ある会社のトップまでつとめた女性が、こんな話をしてくれた。

「いまは〝おひとりさま〟でせいせいしてるの。好きなときに食べて、好きなときに電話して…最高よ。

あ、私だってこう見えても、結婚して子どもをふたり産んだのよ。でも、家庭生活は必ずしも快適じゃなかった。みんなで傷つけあったり、縛りつけあったりして…。

だから、下の子どもが二十歳になったとき、こう宣言したの。『もうウチの家族は解散しましょう。それぞれ残りの人生は好きなように生きましょうよ』。夫はビックりしてたけど、ふたりの息子は『あ、いいね』って賛成してくれた。

あー、この解放感。ひとりってすばらしいわね！」

ここまでさっぱりできればいいのかもしれないが、実際にはなかなかそうはいかない。ひどい家族、やっかいな家族と、お互いに傷つけ合いながらも離れるきっかけをつかめずに、10年、20年と時間を過ごし、ボロボロになって診察室にやって来るケースも少なくないのだ。こうなるともう絆などではなくて、それぞれが心理的な依存状態にあるといえるのだろう。

この何年か、そうやって何十年もべったりと依存し合った関係を続けた結果、それぞれがまったく心理的に大人になれず、「母親80歳、娘50歳、息子45歳」になってから突然、激しい〝親子げんか〟が始まってしまった、などというケースにも遭遇する。それは、「ママなんて私のこと、全然わかってないんでしょ！」「なに言ってるの、私はあなたたちのためを思ってやったことじゃない」など、まさに思春期の子どものいる家族のバトルのようであるが、お互いもう若くないだけに笑ってすまされるようなものではない。中には、母親が死の床に伏せているのにバトルが始まり、激しく決裂したまま母は世を去る、などという悲惨な家族もあった。

こういうケースを見ていると、先の経営者の女性のように、もう少し早くお互いを解放しあい、それぞれが自立してしっかり生きていけばいいのに、と思わずにいられない。しかし、心のどこかでは「この関係を失うと私には絆がなくなる」という恐怖があるのだろう。たとえそれが「悪い絆」であってもないよりはまし、と思うのかもしれないが、はたしてそうなのだろうか。

家族で傷ついた、という経験を持つ人に、私は言いたい。それを「私って恵まれない」「なんて不幸なのだろう」と思う必要はまったくない。むしろ、「これで自立への道が開けた。ラッキー」と思うほうがよいくらいではないか。

入籍しないと絆は手に入らない!?

しかし、最初の章でも述べたように、とくに震災後には、多くの人たちがあまりの不安、恐怖で、とにかく絆がほしい、と願った。「家族がほしい」と願った人もいた。

これは2011年5月にネットニュースに載った記事だ。

〈夏木マリ　フランス婚から卒業!!　震災が本当の夫婦にしてくれた!?〉

以前から戸籍にこだわらない結婚スタイル、いわゆる「フランス婚」を続けてきた女優の夏木マリさんが今月に入ってから婚姻届を提出していたことがわかりました。お相手はパーカッション奏者「斉藤ノヴ」さん。２００７年から交際をスタートし、その直後から事実婚状態が続いていましたが、今回、東日本大震災をきっかけに家族の絆の大切さを実感し、お互いの人生を見つめ直し、婚姻届けを提出したそうです。

婚姻届けを提出しない結婚スタイルがフランス流であることから、「フランス婚」といわれてきましたが、これで晴れて書類の上でも夫婦になれたということです。芸能界だけではなく、一般社会でも震災後の結婚ラッシュが注目されていますが、やはり1人でいることの不安が高まっていることは確かなようですね。(「婚活ＮＥＷＳ」２０１１年5月26日より)

「本当の夫婦にしてくれた」「これで晴れて夫婦に」と、何かと事実婚より入籍を伴った法律婚を上に見るような書き方なのは、婚活サイトだからなのかもしれない。

しかし、それにしても、〝自由な女性〟の代表のように見えた夏木マリさんですら、今回の震災で「家族の絆」の大切さを実感したというのだ。これまでのスタイルは「フランス婚」と呼ばれていたそうだが、まさに「フランス婚から日本婚へ」ということであろうか。

だが、本当に入籍にこだわらないと絆は築けないのだろうか。それまでの価値観を変えてまで、なんとしても目に見える絆を手に入れなければならない、というのは本当に正しいことなのだろうか。

両親よりも先に死にたい

一方で、「いまの自分には絆がない」と考える人たちの不安は、どんどん強まっていった。

ネットの掲示板には、30代以上でまだ結婚していない女性たちが、日々、自分の悩みを書き込んだり誰かに相談したりしている。以下は架空のケースだが、ネットにあふれる言葉や診察室で語られる典型的な訴えをまとめたものと考えてもらいたい。

「学校の同級生、会社の同僚、まわりはだいたい結婚しました。私はシングルなばかりか、いまは彼氏もいません。いえ、実は学校を卒業してから、異性との交際の経験は皆無です。声をかけられることはありますが、みんな妻帯者。不倫はイヤなので、応じないようにしています。

私にとって週末や連休は恐怖です。外に出ると、カップルや家族連ればかり。私だけ…と不安感、孤独感がつのります。

40歳が近くなって、体型も崩れてきた気がします。でも、ジムに行っても既婚者ばかりのような気がして、肩身が狭く長続きしません。

それなら、仕事に打ち込めば、と言われそうですが、いまの会社では事務職で決まりきったことだけをしているので、それもできないのです。いまさら資格を取るために学校に行く気力、体力もないし…。

もっと恐怖なのは、最近、両親がめっきり年を取って、病気がちになってきたことです。これからひとりで介護の日々となり、両親がいなくなった後は、と考えると、頭がおかしくなりそうです。できれば両親より早く世を去りたい、というのが、私のたったひとつの夢なんです」

このような女性は、いま実際に生活に困窮しているわけではない。生活の場である実家には両親がおり、どちらかというと経済的にも恵まれている。正社員ではないとはいえ、希望すればバイトもそれなりにある。結婚の可能性だって、まったくないとはいえない。おそらくそれなりに趣味もあり、食事などに出かける友人もいるのだろう。もしかすると、ときには母親と一緒に海外旅行にも行くのかもしれない。

「ものすごく充実しているとは言えないけれど、それなりに幸せじゃないの」

まわりの人たちはこう言うに違いない。

しかし、いくらいまはよくても、「この先は？」とひとたび将来に目を向けると、大きな不安が襲ってくる。

必ず悪いほうに向かう、と決まったわけではないが、かといって仕事にせよ、結婚にせよ、確実なことは何ひとつない。もしかすると、このままの状態がいつまでも続くのかもしれない。そう考えると、まさに「お先真っ暗」という気持ちにとらわれるのではないだろうか。

朝日新聞が不定期で連載している特集に「孤族の国」シリーズがあるが、2011年12月から始まった「女たち」編でも同じような悩みを抱える女性が次々に取り上げられていた。「収入も伴侶もないまま」と題された回では、新聞社に、「私も同じ」というメールやツイッターが多く届いたという。

人生の正解を追い求めて

あるいは、これまではそれなりにがんばってきて、ある程度の成果も上げてきたのに、ひとつの挫折がきっかけとなって「すべてが無意味、失敗だった」と人生が一転する人もいる。

実は、私自身もときどきそんな思いにかられることがある。それは、実家に帰って母親と話をしていて、「友だちの孫」などの話題が出たとき。たいていは母の友だちの娘の子どもたちの話だ。

「○○さん、お孫ちゃんが医大に入ったので、家族みんなで記念のアメリカ旅行ですって、すごいわね」

母としてはたいした意味もなく、雑談の話題のひとつとして言っているだけだ。それにもかかわらず私は、「しまった！　母はやっぱりそういう娘を望んでいたのだ！　私には子どももおらず、50歳を過ぎたいまでもフラフラしてるし…。私の人生は失敗だったのかもしれない」などという気持ちを一瞬、味わってしまう。

もちろん、私には25歳で結婚、30歳で子どもを産んでよい母親として生きる、などという人生は歩めるわけはなかったし、いまの仕事と遊びで毎日が過ぎる生活は自分にぴったりのはずである。それにもかかわらず、心が弱っているときには「うまくいっている（ように見える）人」と自分を比べては、「私は失敗した」「あの人の選んだ道が正解だ」と思いがちなのだ。

また、私は父親を2年ほど前に失ったのだが、父が亡くなる前後にはこれまで比べたこともなかった地元の友だちのことが次々、頭に浮かび、「あの人は学校を卒業してからずっと地元に残って、親の近くに住んでいる。あれが正しい姿かもしれない」「医学部を中退して結婚して親を泣かせた同級生も、いまでは子ども4人の母親か。ご両親も孫の世話でハリのある毎日みたいだし、彼女のほうがずっと親孝行だよね」

などと自分と比較しては落ち込んでいた。

しかし、結果はどうあれ、その時点その時点では、自分なりに「こっちがいいかな」と考えて、選んできたはずなのだ。その結果のところだけを見て、「あっちのほうが正解」とか「絆がない」と答えを出すことなど、本当はできるわけもない。また、いまはそう思っても10年後には再び、「やっぱり私のほうが正しかった」などと考えが変わる可能性もある。というより、人生において何が正解で何が失敗かなど、誰にもわからないし決められない。

それにもかかわらず、そのつど「私は正解?」と答えをどこかに求めてしまう。誰からも答えが得られない場合は、自分で勝手に○、×をつけようとしてしまう。

これも「絆」、とくに「家族の絆」にこだわりがちな人たちがよく陥る、大きな落とし穴なのではないだろうか。

「孤独感」がさらなる孤独を呼ぶ

診察室で最近、「誰もわかってくれない」「友だちも恋人もいない」と強い孤独感を訴える人たちも多い。

その人たちの多くは女性だが、ひとり暮らしで会社勤めなどをしている場合もあれば、夫や家族がいる専業主婦の場合もある。社交的でけっこう友人がいる人も、「毎日、誰とも話していない」という人もいる。つまり、客観的に見れば必ずしも孤独とはいえない人から、誰が見ても「たしかに孤独ですね」という人もいる。実際にどれくらい孤独かどうかは関係なく、そう思う人は思う、ということなのだろう。

しかし、いったん「私は孤独」と思ってしまうと、心の中にあいた黒い穴がどんどん大きくなっていくようにその孤独感が強まっていき、どうすることもできなくなる。

かつて診察室で、孤独に耐えられず、婚外恋愛、つまり不倫を繰り返す女性に出会ったことがあった。

彼女は、「結婚しているのに孤独」ではなくて、「結婚してからはじめて孤独を感じるようになった」と話していた。シングル時代はへとへとになりながらハードな仕事をこなしていた彼女は、結婚すれば理解者が得られ、安らいだ気分になれるだろう、と期待し、同僚との結婚に踏み切って退社した。

しかし、「一緒に夕食を食べる相手がいるだけでほっとする」と思えていたのは、最初のうちだけだった。夫は、「いよいよ勝負だ」とばかりに仕事に没頭。一日、家庭にいる妻は、夫が帰宅してからいろいろ話がしたい、と楽しみにしているのに、「疲れてるんだよ。もう寝る」と言われる。「また仕事をしたいんだけど」と相談しても、「好きにすれば？」でおしまい。「結婚生活に不満でもあるの？」と問い詰めると、「そんなことない。ご飯もうまいし、気持ちも落ち着いた」という答えが返ってくるが、妻としては「それなら、私じゃなくてもよかったんじゃないの」と思ってしまう。

あるとき、好きな音楽関係のホームページに意見を書き込んだら、「あなたのような考え方の人を探していました！　もっと語り合いたいです」というメールが来た。文面から年下の男性らしかったが、ほかでもない自分を名指しして「語りたい」なんて言ってもらったのは、久しぶり。「音楽の話だけだからいいか」と軽い気持ちでメールのやり取りをするうちに、いつしかその男性が「最大の理解者」となり、恋愛の対象に…。

「しかも夫は、私がときめいていることにもまったく気づいていないのです」と、彼女は悔しそうに話した。彼女は不倫がしたかったのではなくて、心を満たしてくれない夫や結婚というものに、抗議したい気持ちだったのだろう。

「家族がほしい」と思って結婚したのに、いざ「お父さん」「お母さん」となってしまうと、今度は誰にも名前で呼ばれないことがもの足りなくなる。そして、「給料さえ持ってくればオレじゃなくてもいいのではないか」「家事さえやれば誰だっていいの？」と自分が相手にとってかけがえのない存在であることに、自信が持てなくなっていくのだ。そういう人が、妻や夫という役割を脱ぎ捨て、ひとりの人間として自分が求められる不倫の恋に走ってしまってもおかしくないのかもしれない。

しかし、恋愛したからといって、孤独が埋まるわけではない。というより、とくに不倫の恋愛は、次なる孤独の第一歩といってもよいだろう。それは、たとえ「この恋こそ真実」と信じて、離婚を経てその相手と晴れて結ばれても、今度はそこで「夫」「母親」といった役割が発生してしまうからだ。「ケンジさん」だったからこそ輝いて見えた相手が、「お父ちゃん」になったとたんに色褪せてしまう。こういう話はよく聞くことなのだ。

孤独に敏感すぎる女性たち

「家族の一員として生きたい」「でも、いつまでもかけがえのない個人でいたい」。この矛盾した願いに心を引き裂かれながら、多くの女性は生きている。そこで彼女たちの心をさらに引き裂き、振り回すのが、この「孤独」という感情だ。「孤独から逃れるためにとにかく次の恋愛を」とあせっても、本当の意味で孤独からは逃れられない。とはいえ、このまま立ち止まっていると、孤独の深い闇にのまれそうになる。

では、男性は孤独を感じないのだろうか。

もちろんそんなことはないと思うが、男性の場合、極端な言い方をすると「孤独に鈍感な人」が多いのではないか。ひとり暮らしでも、恋人や友人がいなくても、意外に「オレはひとりぼっち」とは思っていない。孤独から目を背けているだけかもしれないが、「自分から望んでないから彼女がいないだけ。本当に望めば誰かいる」と思っている人も多い。

その理由は何か、ここでくわしく分析することはやめておくが、簡単に述べれば男性の場合、母親、祖母といったまわりの女性に大切にされた思い出がどこかにあるからこそ、「望めばなんとかなる」と楽観的な気持ちでいられるのではないだろうか。母親は一般的に息子を「世界最高の男」と思い、実際に「あなたほどカワイイ男の子はいない」などと口に出して言う。しかし、父親が娘に「おまえは世界で一番かわいくてすばらしい女だ」と言うことはまずないだろう。そういう意味で、男性の多くは「誰かのナンバーワン」という記憶を刻みながら、大きくなる。だから、「いざとなればなんとかなる」と根拠のない自信を失わないでいられるのではないだろうか。たとえ錯覚であっても、それは必要のない孤独感からその人を守り、女性のように孤独の闇に突き落とされなくてもすむ防波堤の役割を果たす。

その防波堤がない女性は、ちょっとでも「私って誰にもわかってもらえてないかも」と思うと、あっという間に孤独感にとらわれ、深い闇の底に落ちていくような感覚を味わうのかもしれない。

第4章

絆に苦しむ女・絆に守られる男

見せかけだけの「女の絆」

「女子会」とか「ママ友」という言葉が広まり、いまでは誰もが「女性どうしの絆」というものがあたりまえのように存在する、と思っている。

「やっぱり女は女どうしだよね」と、女性たち自身も、男性たちも思っているのではないか。

ところが、この「女の絆」は、それほどわかりやすいものでも、すばらしいものでもない。

昔とは違う「女の絆」に世間の関心が集まったきっかけに、2007年から08年にかけて日本でも放映された、アメリカの人気連続ドラマ『セックス・アンド・ザ・シティ』がある。この作品は間もなく映画化もされて、さらに多くのファンが熱狂した。もともとは1998年から2004年にかけて、アメリカのケーブルテレビ局HBOで全6シーズンにわたり、放映されたものだ。

この作品は、「セックス・コラムニスト」をしているニューヨーク在住の30代独身女性キャリーとその個性的な女友だち3人が、恋に仕事に奮闘する、というストーリーだ。彼女たちは恋、おしゃれ、仕事、お金などすべてを手に入れたい、と貪欲で、しかも女性どうしでは赤裸々に恋人やセックスの話を披露しあう。

ファンの声を載せているサイトには、こんな書き込みがあふれている。

「誰もが一度は経験したことのあるガールズの本音トークがいっぱい！　共感できます。やっぱり女友だちは最高」

「多くの女性にとっては、やっぱり恋愛が大事。いくら仕事が忙しくても、恋愛で人生の価値観までが変わったり。しかもそれをわかってくれる友だちがいるともっとステキ！」

「元気がなくなり落ち込んだときこそ、このドラマにかぎります。これほど効くクスリはほかにないのです。何度勇気をもらったことか」

つまり、ファンの多くが、ニューヨークを舞台とした経済的にも恵まれたキャリア女性たちのこのドラマを、身近な友だちか何かの話のように自分を投影したり共感したりしながら見ていた、ということだ。

ただ、これを〝現実の話〟と思ってしまうと、とんでもないことになる可能性がある。どうして私には、このドラマに出てくるキャリーやミランダのように、話が通じあう友だちがいないのだろう。どうして私の職場の先輩は、私のことをわかってくれないのだろう。どうして同じ女どうしなのに、同級生たちと会ってもホンネを言えないのだろう…。

自分には「女の絆」がない、と落ち込む人もいるかもしれない。

しかし、実際にはドラマで描かれているような「女の絆」は、そうそうあるわけではない。いや、一見、「女は女どうし」という雰囲気があるのはたしかだ。ところが、その絆はときには〝見せかけ〟であることもあり、その〝見せかけの絆〟で息苦しい思いをしている人も少なくない。

産んだことのある女たちの絆

診察室には、その「見せかけの女の絆」に苦しみつつも、それを断ち切ることもできず、身動きが取れなくなっている人たちが大勢やって来る。

たとえば、先に出産をすませた女友だち、あるいは姉や母親に「あなたも早く出産しなさい」「子どもを持ってみなくてはわからないことがある」などと迫られる、というのも女性ならではの絆ストレスなのではないだろうか。

この出産や育児の世界に関しては、不思議なことにいまだにこの「経験主義」が生きている。

女性心理学者のハリエット・レーナーは、『女性が母親になるとき』（誠信書房）という本の中で、自らの子育て経験も踏まえつつ、こう書いている。

「私たちは、子どもをもってみるまで、わが子が自分のなかにどんなことを引き起こすのか、知ることはできないのです」

産んでみなければ、わからない。育ててみなければ、わからない。

いまだにこんな「経験主義」を堂々と口にする女性がいるのは、よく考えれば不思議なことである。

「いや、ほかの分野ではいまや『やってみなくてはわからない』といった『経験主義』は否定されていますし」と反論しようものにも、こと出産や育児については、そんなことを口にするのは野暮、というムードも漂っている。誰もが「出産は女性だけが経験できる神秘」と思っているからだ。

というより、「誰もが、妊娠や出産だけは神秘だと思いたい」と言うほうが正確かもしれない。女性が、つまり自分の母親が「子ども」つまり「自分」を産んで、育てた。それだけは、科学が進んだ世の中でも「奇跡」や「神秘」であってほしい、という願いが、誰の心の中にもあるのだ。

もし母親が、「あなたを産んだこと？　ああ、たまたまお父さんとセックスしたら精子と卵子が受精したのよね」と言ったとしたら、その子どもはどう思うだろう。きっと「そんなこと、言ってほしくなかった。〝神さまからの授かりものよ。その意味はお母さんにしかわからないのよ〟と言ってほしかった…」と落ち込むのではないだろうか。

しかし、子どもの側から「私が生まれたことだけは、それを経験したお母さんしかわからない奇跡であってほしい」というのは理解できるのだが、それが発展して「それを経験した女性だけがお互いわかり合える仲間になる」とまでなってしまい、そこに「産んだ女だけの絆」ができあがり、そうでない女性にまで「あなたも産めばわかるわよ」と強要されるのはちょっと困る。

子どもがいない人にはわからない!?

たとえば、私には子どもがいないのだが、診察室で「子どもを持つ母親」と次のようなすれ違いが生じることがある。

精神科の診察室には、ときどき母親たちが「わが子の悩み」を相談しにやって来る。その悩みの内容は、言うことをきかない、さっぱり勉強しないといった〝よくある話〟から、引きこもり、不登校、暴力、あるいは発達障害ではないか、といった深刻なものまでさまざまだ。

そんな母親たちから年に何回かではあるが、こんな質問をされることがある。

「ところで、先生のお子さんはもう大きいんでしょう?」

精神科医のマニュアルでは、こういう場合は正直に答える必要はない、とされる。主治医のプライベートな情報を与えすぎてしまうと、患者さんの側に先入観ができあがり、その後の治療にさしさわりが出てくることがあるからだ。教科書的な答えとしては、「私の家族のことが気になりますか？　それは、そのくらい、あなたがご自身の家族のことで頭がいっぱいということですね」といった感じで切り返す、となるだろう。

ただ、向こうが真剣に「お子さんは？」ときいているのに、「なぜそんな質問をするのでしょうね？　そんなことが気になるあなたの心の中を、いっしょに探ってみましょうか」などとはぐらかすのは、なんだか相手に失礼な気もする。だから私は、相手が子どもの相談でやって来た母親の場合は、基本的には正直に答えることにしている。

「子どもですか？　いえ、私には子どもがいないんです」

すると、そこで「えっ？　は、はあ、そうなんですか」と驚きながらも、一応、納得してくれる人もいるが、中にははっきりとこう言う人もいる。

「えー、先生、お子さんがいないんですか。じゃあ、私のような〝母の悩み〟なんて理解できないですね」

そのつど私も「申し訳ない」という気持ちに襲われるのだが、そこでいつも疑問に思うことがある。男性の患者さんは、「先生は女ですよね？ じゃあ、オレのように頭髪が薄くなっていく男の恐怖はわかりませんね」などとは言わない。また、特殊な職業、たとえば手品師の患者さんに、「先生はお客さんの前で手品をやったことはないから、手品師の緊張なんてわかりませんね」と言われたこともない。基本的には、精神科の治療は医者の個人的経験に基づくものではないので、自分で経験していないものは理解できない、治せない、ということはないはずなのだ。

それなのに、こと出産や子育てとなると、とたんに「それを経験した女性にしかわからない」とそこに不思議な価値観が前提となってしまうのだ。

そして、子どもを持たない女性が「私には子どもがいなくて」とか「子育てがない分、趣味をエンジョイしていて」という話題を大声で語るのは、『セックス・アンド・ザ・シティ』のようにそこにいるすべてのメンバーが同じように「シングル」とか「子どもなし」という場合にのみ限られる。

ところが、その逆は成り立たない。つまり、子どもを持つ彼女たちの中にはしばしば、子どもや子育ての話ならどういう場でしてもよい、と思っている人もいる。

女どうしでも埋められない深い溝

私はあるとき、子育てと仕事を両立することで知られる女性学者と対談したことがあった。彼女は、その学問の世界でも高い業績を上げているのだが、経歴には必ず「私生活ではふたりの男の子の子育てで奮闘中の母親」といった一行をつけ加える。

その対談は育児がテーマではなかったので、最初、そういった家庭生活の話は出なかった。しかし、話がいよいよ佳境にさしかかったあたりで、彼女は突然、「昨日は下の息子の友だちとママ友を数組呼んで、わが家でお茶会をしちゃって」といった育児に関連した話を語り始めたのである。それは直接、そこまでの比較的、硬い話とは関係なかったのだが、逆にそのギャップがその場に居合わせた編集者やカメラマンの関心を呼んだ。

「えー、先生が自宅でお茶会? えっ、手作りケーキでもてなしたんですか? 意外、いやさすがだなあ。こんなすばらしいお母さんを持って、お子さんも幸せですねえ」

そういった話題が出ると、子どもがいない私としては、どう反応してよいのか、わからなくなってしまう。もちろん、こちらも「子どもがいない私」の私生活を語ればよいだけかもしれない。

「いやあ、実は私も昨日でついに『24』のDVDを全シーズン、見終わったんですよ。その後、飼い猫たちが激しくケンカしましてね、仲裁していて引っかかれました、ほら、見てください、この傷…」

しかし、そんなことを言うと、まわりは「どうしてそんな場違いな話をするのか？」としらけるに違いない。つまり、子育て中の女性は自分が「母親の絆」の中にあることを強調してもよいのだが、未経験の女性は「私は『母親の絆』にはいない」とか「別の絆の中にいる」「どの絆にもいない」ということを大っぴらに口にするのははばかられる。そんなおかしな雰囲気があるのだ。

この「子どもがいる女性」と「子どもがいない女性」の間の「ありそうでなさそうな絆」をめぐる問題は、根が深い。

次は、インターネットの発言サイトにあった女性からの投稿に、プライバシーがわからないように変更を加えたものである。これを読めば、「ありそうでなさそうな絆」の深刻さがわかるはずだ。

夫あり、子どもなしの40歳です。強いポリシーがあって子どもがいないわけではなく、「まあ、そのうちね。自然でいいよね」と積極的に考えることなく、仕事したりそのつどやりたいことをやっているうちに何となくこの年に、という感じです。私は仕事のない週末、ボランティアをしているのですが、このあいだそこではじめて、ほかのメンバーと家族の話になりました。きっかけは震災のことだったような…。

そこにいたのは女性7人だったのですが、シングルが2人、結婚して子どもがいないのは私だけ、ほかの4人はみな子どもありでした。

私に子どもがいないとわかると、みな口々に「そうかー、だから平日は仕事して、週末はボランティアができるんだー。なんか余裕があると思ったもん」「ご主人は商社？　じゃ悠々自適ですねー、お金の使い道に困るでしょう？」などと言い出しました。それも、専業主婦の人だけじゃなく、シングルの人たちまで…。

もちろん、私はヒマなわけでも悠々自適なわけでもなく、なんとか時間を捻出して、そのボランティアに行っているのです。これは私の考えすぎかもしれませんが、子どもがいる4人、シングルの2人はその後、「私たちはたいへんなのよね」とそれぞれが意気投合して結束した感じになって、完全に私だけが浮いてしまいました。なんか自分だけハンパものなのかな、人間として何かが欠けているのかな、ってすっかり落ち込んでしまって…。もうボランティア、やめようかな。

2003年6月26日には、森喜朗元首相が鹿児島市での講演でこんな発言をして、社会的に大きな問題となったことがあった。

「子どもをたくさん作った女性を、将来、国がご苦労さまでしたと面倒をみるのが本来の福祉。子どもをひとりも作らない女性が自由を謳歌して、楽しんで、年取って…税金で面倒みなさいというのは本当におかしい」

おそらくこの発言でも、子どものいない女性たちは「年金なんてやるものか」と言われたことに腹を立てたというよりは、「あなたたちは自由を謳歌したくて子どもを産まないんでしょ？　ラクをしてるんでしょ？」と言われ、人間としての尊厳を傷つけられたことに憤慨したのではないだろうか。

安易に「女性どうしならわかりあえるでしょう」とそこに絆があるように、まわりも、自分たちも錯覚して接近すると、実はそこにあるのは深い溝だった。そこで傷ついて、自分であることの誇り、自信までを失う女性もいるのだ。

ママ友たちの強すぎる絆

では、本当に同じ立場の人たち、たとえば「子どもを持つ母親どうし」のいわゆる〝ママ友〟ならば、その絆は完璧か、というともちろんそんなことはない。

幼稚園に上がる前の子どもを公園に連れて行って「公園デビュー」し、子どもにも同世代の友だちを、自分にも〝ママ友〟を見つけたとしても、そこから彼女たちと絆を作って仲良くしていくのはたいへんなことなのだ。

まわりの人たちは、子育て中の母親であれば、キャリアウーマンだろうとセレブ妻だろうとシングルマザーであろうと、喜びや悩みは同じ。無邪気に遊ぶ子どもを見ながらそういった胸のうちを打ち明けあえば、いずれは打ち解けた関係を築くことができるだろうと思うかもしれない。

それは、まったくの幻想である。

母親たちにとっては、「公園デビュー」はそう簡単なことではないというのは、多くの育児雑誌が「公園デビュー、いつするか？　どこでするか？」といった特集を組んでいるのを見てもわかるだろう。

また、その後の〝ママ友〟との関係を保つのも簡単なことではない。どの公園にも明文化されていないルールがあり、集う母親たちには目に見えない派閥がある、といわれている。

角田光代の小説『対岸の彼女』（文藝春秋）に登場するふたりのヒロインのうちのひとり、小夜子が「仕事をしよう」と思ったきっかけも、娘のあかりの公園デビューの挫折であった。

育児雑誌の指示通りの時間帯に、指示通りの格好をして住んでいるマンションから一番近い公園に行った小夜子は、何度か通ううちにこの派閥の存在に気づく。

ボス的存在がいて、嫌われものとは言わないまでも、さりげなく避けられている母親がいる。三十歳を過ぎていた小夜子は、多くの母親たちよりだいぶ年長で、彼女たちの派閥では『ちょっと異質な人』と見られていることも理解できた。（中略）

そうなるとその公園にいくにはとたんに気が重くなり、しばらく公園とは無縁で過ごしていたが、家にいればいたで、何か悪いことをしているような気がしてくる。公園にいってほかの子どもと接する機会を作らなければ、あかりの社交性は育たないような気がしてくる。

それで、この二年ほど小夜子は徒歩圏内の公園をぐるぐるとめぐっていた。

「公園でのママ友とのつき合い方」について意見を交換する掲示板などによると、場合によっては着て行く洋服の値段や趣味までそろえないと、〝さりげなく避けられてしまう〟ことがあるという。もちろん、そこで交わされる会話のテーマは〝ボス的存在〟が選択し、たとえ反論があっても「そうよねぇ」「本当にいやねぇ」などと基本的にはその場の論調に際限なく同意しあうだけだ。時として、その場にいない誰かが「○○さんって、ちょっと自己チューだと思わない？　このあいだだって…」とスケープゴートに選ばれる場合もある。

公園での母親たちの会話や微妙なバランスがわかると、働く女性や男性の多くは「くだらない」と言うだろう。「主婦は、自分がまわりから浮かないように、なんて小学生みたいなことにそんなにエネルギーを使っているのか。時間の無駄遣いだ」。

しかし、母親のほとんどはそれを心から楽しんでやっているわけではない。本当はジーンズが好きなのに、その公園に集まるママ友のルールにあわせてハンパな丈のスカート姿で、興味もない韓国ドラマの話題にあいづちを打っている。でもそんなことをしているよりは、家で資格を取るための勉強でもしていたい。そう思っている人はたくさんいるのだ。

それなのに、そうできない。

それは、小夜子が言うようにそうしていると「何か悪いことをしているような気がしてくる」からだ。漠然とした罪悪感は、やがて「子どもの社交性が育たないのではないか」「子育て情報から遅れるのではないか」といった具体的な不安にかわる。「ほかの子どもはもう英語学習を始めているのではないか」といったあせりも出てくる。そんなことで悶々としているよりは、多少いやなことがあっても、公園にい続けたほうがよい。そんな切羽詰まった気持ちで公園にいる母親も少なくないに違いない。

「ママ友の絆」が招いた悲劇

10年以上前のことになるが、いまだに〝ママ友〟のつき合いのむずかしさを象徴するといわれるひとつの事件が起きた。１９９９年11月に東京・文京区で起きた幼児殺害事件（その後、マスコミでは「お受験殺人事件」という通称で呼ばれた）である。

この事件では、被告の女性Yと被害者の幼児の母親は同じ公園に集う〝ママ友〟であったことが、母親たちに大きな衝撃を与えた。そして、取り調べが続く中で、殺害の動機はY被告の娘が抽選で落ちた小学校に被害児が合格したから、といった単純なことではなく、公園でのリーダー格だった東京出身の被害児の母親と地方から越してきたY被告との関係などが複雑に絡んでいることがわかった。

裁判が進む中、被告は意見陳述の場面でこう語った。

「私がもっとしなやかにものごとを受けとめていたら、〇〇さん（被害児）は生かされていた命であったのにと。△△さん（被害児の母親）と知り合ったことをよい方向へもっていけなかったのは、私の心の問題だと思います。子どもの頃からよい子としてふるまい、一生懸命働いてきました。子育てを始めてからは、母親同士の中でとても狭い世界で生きてきました。もっと広い視野で生きていけばよかった」

公園で知り合った当初は、被害児の母親と長年の親友のように気が合う、と思ったY被告だが、つき合いが続くうちに生活スタイルや価値観の違いに気づいていく。ふつうはそこである程度の距離を置くはずだが、Y被告にはそれができずに相変わらず〝べったり〟の関係を続けた。そのうちに、最初に気づかされた違和感は次第に憎しみへと変わり、ついに刃《やいば》が母親本人ではなく弱い娘に向かったのだ。

なぜY被告は、「あ、これは違うな」と気づいた時点でその母親から離れなかったのか。理由のひとつはおそらく、本人が述べているように「狭い世界で生きていた」ことにあるのだろう。リーダー格のその母親と距離を置くということは、もうその公園にはいられないということを意味する。「公園なんていくらでもあるだろう」「公園じゃなくても子どもの遊び場はあるはずだ」といった柔軟な考え方をする余裕は、Y被告にはなかったのだ。おそらく「この公園を出ていくことになったら、私たち母娘はおしまいだ」といった追い詰められた心境だったのではないか。

「母親なのだから」という病

　では、なぜそこまで追い詰められなければならなかったのか。Y被告の弁護人は、裁判の中で問題を読み解く鍵は「過剰適応」だという。

「過剰適応をしていた被告人は、誰からも好かれたい、誰からも後ろ指をさされたくないと思っていた。生活環境、性格、考え方の違う被害児の母にも、すべて合わせようとしてしまった。被告人は、長男が幼稚園に入る前は、他の母親より被害児の母と過ごすことが多かった。長男同士がとても仲がよかった。被害児の母は、幼稚園入園後は他の母親Cさんと急速に親しくなった。被告人は疎外されたと感じた」

　誰からも好かれたい、後ろ指をさされたくない、というのは、多くの人に備わったあたりまえの感情だろう。しかし、だからといって自分の意思や感情を抑えてまでまわりに合わせようとすると、たとえその結果、「誰からも好かれる人間」になったとしても、本人の達成感、満足感はそれほど大きくはない。逆に、疲労感や無力感がつのるばかりだ。さらにそれが進行すれば、「こんなことしてまわりに好かれても、何にもならない」と虚無感にも苛まれるようになる。

それならば多少、まわりからは浮いていても、「絆」など結べなくても、自分のやりたいようにやるほうが心の健康のためにはよい、とわかっていても、過剰適応タイプの人にはそうできない。好きなようにやっていると、それだけで「何か悪いことをしているような気になってくる」からだ。空しさや疲れがどんどん溜まっていっても、「まわりに過剰に合わせる」ことをやめるわけにはいかない。そのうち「なぜ私だけがこんな目に」「いつまで苦しまなければいけないの」という理不尽さや被害者意識を感じるようになり、それが「悪いのは親だ」「ママ友だ」と他者への責任転嫁につながっても不思議ではない。おそらく、〝お受験殺人〟のY被告はそんな状況に追い込まれていた。

そして、この「過剰適応」の傾向と「何もしていないことは悪いこと」という価値観は、小夜子やY被告だけでなく、いま多くの母親たちにも共通して見られるものだ。彼女たちにとっては、楽しいはずの「公園デビュー」も「恐怖ではあるが、なんとしても乗り越えなければならない高いハードル」なのだ。

そこまで「ママ友の絆」に縛られ、苦しむくらいなら、子どもとふたりで過ごしたり、その場だけの関係ですむ公共の施設を利用したりしたほうがよほど気楽だと思うのだが、彼女たちは「母親であれば絆は築けるはず。そうしなければならない」という思いにとらわれているのだ。

女性どうしの絆の必須条件

どんな人たちと集うか、つながるか。どんな人たちと自分を「同じグループ」と見なして、比べあったり縛りあったりするのか。

このことについて、女性と男性とでは何か違いがあるのだろうか。もちろん、基本的には「人それぞれ」となるとは思うが、もう少し引いた視点からざっくりと眺めてみると、そこには「女ならではの絆」と「男ならではの絆」があるのではないか、という気がしてくる。

ひとつの例をあげてみよう。

診察室で毎回、家族や友だちに対して感じる強いストレスを語る女性がいた。話をわかりやすくするために、彼女をマルコさん（38歳）としよう。マルコさんは専業主婦。夫は多忙な金融マンで、私立の小学校に通うふたりの娘の母親でもある。これまで夫の赴任に伴って、ロンドンやボストンなどの海外で生活していたこともあった。経済的にも恵まれており、客観的に見れば「幸せそのもの」の女性といえる。

ところが、マルコさんは「本当にたいへんなんです」と、毎回のように診察室で繰り返すのだ。

「夫が帰る時間もまちまちで、夕食がいるのかいらないのか、わからないんですよ。それに、子どもたちの学校も宿題や自由研究が本当にたいへんで、その上、バレエ、バイオリン、英語の習いごともあるし、そのママたちで持ち回りのホームパーティもあって、メニューを決めたりプレゼントを用意したり、気を抜けない毎日なんです」

マルコさんにとっては、すべてがたいへんなストレスであることは間違いないのだろう。「自分の時間がまったくなくて息がつまる」「たまにはひとりでほっとしたい」という気持ちもよく理解できた。しかし、あまりに毎回、延々と不平、不満だけが述べられるので、ついにあるとき私は言ってしまったのだ。

「たいへんなのはわかります。でも、マルコさんのまわりにも、たとえばまだ結婚していないとか、結婚しているけれど子どもに恵まれないとか、夫が失業中で生活が苦しいとか、そういったお友だちもいるでしょう？　同窓会にいらしたりすると、みなさんから〝マルコさん、幸せね〟とうらやましがられているんじゃないですか？」

　少しは自分を社会の中で相対化して見てもらい、「いろいろしんどいことはあるけれど、世の中にはもっと苦労している人もいるんだから、私は恵まれてるほうよね」と知ってもらおう、と考えたのだ。

　ところが、マルコさんは首をかしげながらこう答えたのだ。

「すみません、そんなお友だちはちょっとまわりには…。日ごろおつき合いしている人たちは、だいたい同じ学校に子どもを行かせている人か、バレエ教室のお母さんたちなので、私がうらやましがられることなんてありませんね。もちろん、世の中にはいろいろな方がいるのでしょうが、そういう人たちとはなんとなく疎遠になってしまうので、接する機会がないのです」

　マルコさんは「セレブであることをハナにかける」ようなタイプではなく、むしろ控えめな感じの女性だ。そのマルコさんが、「自分とは違う女性たちとはつき合いがないからわからない」と言うのだ。

精神科医としてはあるまじきことなのだが、マルコさんが「世界は、一流企業の夫と私立の学校に通う子どもを持つ母親だけでできている」と言っているように思えた私はちょっとイラッとしてしまい、こんなことを口にしてしまった。

「どうしてもいまの生活に耐えられないなら、やめられるものからパスしたらいかがですか？　夫やお子さんのことは仕方ないとして、ママ友とのおつき合いはなんとかできるんじゃないですか？　ホームパーティはウチではできないから、と断ったらいかがですか」

するとマルコさんは、「地球は平らです」とでも言われたかのように心から驚いた表情になって、こうつぶやいたのだ。

「パーティをパスする…そんなことは考えたこともありませんでした。でも、万が一、そんなことしたら、どうなることか…。ああ、恐ろしい、娘たちはきっと、学校にもバレエにも行けなくなってしまいます。私には学校などの情報もいっさい入って来なくなるし…。あのママたちとの絆がなくなったら、私たち母娘はとても生きていけません！」

マルコさんのケースのみから「女性の絆ってこういうもの」と結論を出すのは危険だが、実はマルコさんというのは特定の女性ではなく、診察室にやって来るたくさんの女性たちの代表のような架空の人物だ。つまり、マルコさんのような悩みを訴える女性は大勢いる、ということだ。

マルコさんが口にする「絆」は、どういう女性たちのあいだに存在するのか。それは、「同じような経済状況、同じような職業の夫、同じような子どもの数や年齢」といったきわめて限られた人たちどうしでの「絆」だ。その人たちは、おそらくみな同じような雑誌を読み、同じようなブランドの洋服を着て、同じようなジャンルのドラマを見ているのだろう。

そして、「私はオトコじゃなくてオンナが好き」と同性愛だったり、世代がまったく違ったりする人などは、「私たちと同じじゃないから」ということで、いつのまにか遠ざけられる。

つまり、「いまの状況が似ている」ということが、マルコさんのような女性にとっては「絆」の必須条件なのだ。そして、そこから少しでも浮かないように、みんなともっと同じようになれるように、と自分を追い詰め、だんだん息苦しくなっていく。

男性ならではの強い絆

それに比べて、男性はどうだろう。

あるとき、海外で和食の店を経営していたという日本人女性から、驚くべき話を聞いたことがある。

「ウチの店ね、日本人のお客さんが多かったのだけれど、男性どうしって面白いのよね。現地駐在員でも長期出張の方でも、初めて顔を合わせたどうしはまず、『大学はどこですか』という話から始まるのよ。そこで、同じ大学出身ということがわかったら、もうたいへん。『えー、何年卒?』『OBの誰それクンって知ってる?　ほら、ラグビー部の…』『あの名物教授、キミも講義を受けたことある?』など、いくつ年齢が違ってもすぐに意気投合して、最後は肩を組んで校歌斉唱、なんていうパターンもめずらしくないわね。

同じ大学だというだけで、どうしてあんなに盛り上がれるのかしら。そういう人たちはその後も何かと仲良くするみたい。趣味や仕事が違っても、同窓生というだけで親戚みたいになれるあの感覚、私にはどうしてもわからなかった…」

正直言って、この感覚は私にもよくわからない。世代も違い、学部も違えば、同じ大学出身とはいっても、ほとんど他人同然だろう。酒の力を借りているとはいえ、そこで肩を組み、歌を歌い、「強い絆」を確認し合えるというのは、にわかに信じがたいことだ。

しかし、このようにとくに男性たちにとっては、「同じ大学というだけで公私ともに親しくつき合う」というのは決してめずらしくないことなのではないか。

『早稲田と慶応 名門私大の栄光と影』（講談社現代新書）という著書もある経済学者の橘木俊詔氏と対談したときに、この「海外の和食屋」の話をしたところ、橘木氏はこういう話を教えてくれた。

「わたしはパリで四年暮らしたことがあるんだけど、一番びっくりしたのは、パリの早慶戦というのがあるんですよ。パリに来ている早稲田と慶応の卒業生が毎月会って、

ゴルフやソフトボールやったりして、家族ともども盛り上がっている。」(『ほどほどに豊かな社会』、ナカニシヤ出版)

その話を聞いてからネットで検索してみたところ、たしかに「第29回早慶ゴルフ大会」といったコンペが開催されている。それも、東京でではなくてパリで。海外だからこそ余計に「同じ学舎から来た」ということで連帯を感じるのかもしれないが、それにしてもせっかく〝自由の都・パリ〟に暮らしているのに、結局、日本の出身大学に縛られ続け、その人間関係の中で集ったり競い合ったりする、というのはなんとも不自由なことのように思える。

先に女性は「そのときの状態」で絆ができ上がり、それに縛られる、という話をしたが、それに比べて「出身大学」の絆は生涯、変わらぬものだ。細かく条件づけられた窮屈な絆に苦しめられる女性たちもたいへんではあるが、逆に言えばそれは「そのときの状態」が変われば、あっさり切れるものでもある。「同じセレブどうし」ということで作られていた絆は、たとえばある人が離婚してシングルマザーになれば、そこで切れるものかもしれない。

そう考えれば、女性のほうが本人がそう望むか望まないかは別として、「絆から抜ける」のは簡単だともいえる。

絆を捨てて羽ばたく女たち

そして実際に、「私は絆なんてけっこう」とそこからあえて解放され、ひとりで自由に生きている女性たちもいる。

テレビ朝日系列で季節ごとの特番として放映され高い人気を誇る番組に、『世界の村で発見！　こんなところに日本人』がある。これは読んで字のごとく、めったに日本人が訪れない国やいわゆる秘境と呼ばれる地域に住み着いて立派に生活を営んでいる日本人を、お笑いタレントらが訪ねていく、というバラエティーだ。

これまで6回が放映されたのだが、この中で取り上げられている「日本人」のほとんどが、男性ではなくて女性なのだ。ある女性は宣教師として、またある女性は宿の経営者として、また別の女性は旅行中に現地の男性と知り合って結婚して、それぞれその土地唯一の日本人としてそこに暮らしている。

そこにはもちろん、肩を組んで校歌を歌う同窓生もいなければ、同郷の仲間をたどって人脈を築いていくこともできない。どこまでいっても「自分ひとり」なのだから、腹をくくってゼロからその国の言葉や文化を学び、そこに溶け合っていくしかないのである。

海外に学会に出かけても、それぞれの国に〝こんなところに日本人！〟的な日本人女性研究者がいるのを知って驚くことが少なくない。ほとんどの人は何十年も前からその国にいたかのように、現地風の服装だったり物腰がどこか日本人とは違っていたりする。しかし、よく話を聞くと「大学院を卒業してもう少し研究を続けたくてこの国に留学してきて、そのまま居続けている」などということがわかる。つまり、わずか10年足らずですっかり「そこの人」になりきっているのだ。現地で結婚して子どもがいたりすると、その〝なりきり度〟はさらに進んでいる。

どうやら女性たちは、自分でそうしようと決意さえすれば、単身で異境の地に乗り込んでも、旧い人脈にはまったく頼らずに、ひとりでそこの国に根を下ろして暮らしていくだけの覚悟や適応力がある、といってもよいだろう。

ここまで極端な例でなくても、身近にも似たような例がいくつかある。私は20代から30代にかけて、北海道内の病院に勤務していたのが、どの病院にも〝内地〟いわゆる本州から希望して移り住んできた女性の医者や臨床心理士が必ずいた。私が知る限り、彼女たちは東京大学や大阪大学といった名門大学の卒業生なのである。あるとき、関西から来た女性の同僚に私は言ったことがある。

「大阪にいたら、阪大卒業ということで人脈もあるし、まわりからも一目置かれながら医療の仕事や研究ができるじゃないですか。それをわざわざこんな北海道の僻地に来るなんて…信じられないですよ」

すると彼女は、「どうして?」という驚いた表情をしてこう答えた。

「そんなの、うっとうしいじゃない。どこに行ってもつながりのある人ばっかりじゃ、息が詰まっちゃう。関西にいたときは私もそうだったのよ。何かと集まったり、いま何してるか詮索されたりして、もう息苦しくなっちゃった。

そんなしがらみを離れて千歳空港にひとりで降り立ったときは、本当にせいせいした。ここで働いていると〝阪大出身〟と言っても、〝ハンダイって何?〟と聞き返されるでしょう。それがなんとも言えずいいんだよね」
このことをどう考えればいいのだろう。

変えられる絆・変えられない絆

一般的には、女性のほうが関係性の中で生きる存在だといわれている。男性は、「何があってもオレはオレ」という根拠のない自信を子ども時代から植えつけられ、ほかの人たちの顔色をうかがったり評判を気にしたりしなくても、マイペースで生きていけるものとされる。男の子は、幼い頃からまわりの大人たちに「あなたは男なんだから、いざとなったら身ひとつでなんとでもなる」と言われて育ち、一方、女の子はといえば、「女は、誰かに好かれるか、手に職をつけるかしなければ生きていけない」などと言われがちだ。あたかも、女性は「自分である」というただそれだけでは生きてはいけないものだ、というように。

しかし、現実を見ると、実際はその逆のようだ。もちろん、先のマルコさんや女子会のように、「そのときの状態」で一時的にでき上がった絆に縛られ、身動きが取れなくなっている女性もいる。

ただ、いったん「よし、絆にこだわらずに生きよう」と決めたら、そこから抜けるのは女性のほうが簡単なのではないだろうか。そして、「私は私」ということだけを頼りに、世界中どこにでも自由に移動し、「ここかな」と思った場所で気軽に根を下ろして生きていけるのは女性のほうなのだ。男性はどこに行ったとしても、まずは「同じ大学の人はいないか」「同郷の先輩を訪ねていこう」と既存の人脈を確認しながらでなければ、身動きひとつ取れないのだ。そして、その「変えられない絆」は一生、ついてまわることになる。

精神分析学には、人間というものが「自分ひとり」では生きられず、一生、関係性の中に自分の姿を探し求めて生きている、と説明する理論がある。

考えてみれば私たちは、自分が本当にどんな顔をしているか、からだ全体がどうなっているか、自分の目で確かめることはできない。たとえ写真やビデオを見せられても、その映像がウソをついている可能性も皆無ではない。そこで私たちは、なんとか他の人の言葉、視線、あるいは名簿などの書類を通して、「私ってだいたいこんな人」というイメージを手に入れようとするのだ。

そのとき、女性はなるべく身近な人との関係でそのイメージを手に入れよう、とする傾向があるようだ。おとなに「あら、かわいいわね」と言われれば「私、かわいいんだな」と思い、初恋の人に「キミって思いやりのある女性だね」と言われれば「そうか、私って思いやりがあるんだ」と思う。そして、次に会う人にもなるべくそのイメージを保ちつつ、「かわいくて思いやりのある女性」として接しようとする。そうしたことで〝よい思い〟をした経験が、過去にあるからだ。

女性が「計算高い」とか「演技してるんじゃない?」と言われてしまうのは、こうやって「なるべく評判のよい自分」のイメージをキープし、自分を作り上げよう、と必死だからにほかならない。そうしなければ女性は、「わかりにくい」「つまらない」などと総じて低い評価を受け、まわりから忘れ去られがちだ。

あるとき、私の知人の女性が、こんな話をしてくれた。

「兄は、妹の私から見ても愛想のない人間で、実家に帰ってもロクに話もしない。でもお母さんは、『男だから仕事でいろいろあるのよ』なんて勝手に理解して、黙ってごちそうを出している。父も、『今度、おまえの出身大学から大臣になった人がいるな。いや、たいしたものだ』なんて、兄とその会ったこともない大臣を重ねてごきげんになったりして。

それなのに、私は社会人になったいまも、両親の前では『おっちょこちょいでおしゃべりな娘』を演じなければいけないの。そうしないと、『どうして不機嫌なのか』『不満があるなら帰ってこなければいいのに』と言われちゃう。仕方ないけど、不平等だよね」

もちろん、他者から言われて作り上げたイメージが本当に自分の姿と一致しているのかどうかは、本人にもわからない。だから女性は、20代、30代になってから、「私ってまわりからは○○な人、と思われているのですが、本当はそんな女じゃないんです」と悩み、ときには心のバランスを崩して診察室にやって来ることもある。

ところが男性は、他者との微妙な関係性の中で、いろいろ工夫しつつ、「こういうイメージを作ろう」「こういう自分でいよう」などとあまり考えない。それは、そんなことを考えなくても、たとえばどの大学の出身だとか、そこの学校でどの部に所属していたとか、そういったネットワークの中で守られ、「おお、あの大学のボート部出身なのか！ だとしたらキミはきっと、明るくて勇気のある人間だな」などとシンプルに評価してもらえることが多いからだ。

こうやって考えてくると、どうやら「自分とはだいたいこんな人」というイメージが未完成なまま大人となり社会人となるのが男性、それがある程度、完成されているのが女性、ということもできそうだ。もちろん、そこには男女差だけでは語れない個人差も存在するだろう。たしかに女性でも何かといえば異業種交流会などに出かけて名刺集めに余念がない人もいれば、男性でもまったく知り合いのいない国に単身でスポーツ留学などに出かけていく人もいる。

しかし、前半であげた例を見てもわかるように、総じて男性のほうが「名簿や肩書きで手に入れたイメージ」でかろうじて自分を保っているように思える。

このあたりは、日本における首相の目まぐるしい入れ替わりにも見て取れる。首相が替わり内閣が一新されると取りあえず支持率は上がるが、何かちょっとでもつまずくとすぐに支持率は急降下。そうなると党内でも「選挙に不利だ」などと内閣改造や首相の交代を望む声が出てくる。党内がゴタゴタするとさらに支持率は下がり、すると余計にゴタゴタ…という負のスパイラルが生じて結局は首相が辞任、ということになる。しかも、そのタイミングはいつも「大切な時期である今はないんじゃないの」と思うようなバッド・タイミングばかりだ。

彼らにとっても、おそらく「社会からどう見られるのかが自分」なのだろう。しかも、ここにあるのは「名簿や肩書きがものをいう」という〝男性原理〟だけではなく、まわりの人にどう見られるか、どう好かれるか、という〝女性原理〟も重要になってくる。だから、彼らにとっては自分の内なる思いや信念よりもずっと価値があるように見えるのが、支持率や世論であり、あるいは党内の空気や派閥内の人間関係なのである。さらにここで「私は常にまわりの意見に耳を傾けてきた」と言うことにより、「結局こんな状況になったのもまわりが正しく判断しなかったから」と自らの責任を回避することもできる。

だからこそ、たとえ首相をぶざまな形で辞任した後も、どの政治家も引退することなく、党の幹部として堂々と居残り続けることができるのだろう。彼らは、自己を抹消してまですべてを鏡としての世間や党内に映し出すことにより、巧みに「どうして首相が勤まらなかったのだろう?」といった葛藤に直面することを避けられもするのだ。そうでもしなければ、とても「私もやるべきことはやった」「これまでの仕事には満足している」「がんばったが国民が理解してくれなかった」といった能天気な発言が飛び出すはずはない。

私じゃなくて、私の築いてきた人脈、私を支えてくれる関係性の中にこそ、価値がある。この考え方は、自分で自分をよりどころにすることのできない男性にとっては、実に都合のよいものである。人脈の力によって自分まで強力な人物になったかのような錯覚を覚え、また自分が何か失態を演じたときでも、先の首相たちのように「私が悪いわけじゃない。まわりや国民の側に問題があった」と他罰的に自己を正当化することで、苦悩せずにすむからだ。

男性特有の「絆の病」

とはいえ、ここにも大きな落とし穴はある。「他人からどう見られるかではなく、自分で自分を作る」努力を放棄したまま、人脈に頼って何となく自分もそれなりの人物であるかのように過ごすということは、「いつ切られるか」という不安やおびえと常に隣り合わせということでもあるのだ。また、自分がもっとも頼りにしていた人脈のトップが不祥事を起こした、あるいは死去したというときには、自分の価値までが激減したかのような恐怖に襲われる。

最近、若い人に広がる愛国主義ともいえる動きの背景にも、「日本の価値が相対的に下がるということは、それを映し鏡にしている自分の価値まで失われることだ」という直観的な理解があるのだろう。いずれにしても、そうやって「虎の威を借りて」、自分までが価値ある人間なのだと思い込んだところで、いつかは化けの皮ははがれてしまう。

だとしたら、「こんなところに！」と誰もが驚くような僻地でひとり飄々と暮らす女性のようになれれば、男性たちは常に絆や人脈にすがることをやめ、「そこからはずされたらどうしよう」という男性特有の「絆の病」を自己治癒させることができるのだろうか。おそらく、そんなことはまず無理だろう。絆や人脈のないところで、

「私は私」とひとり自分だけをよりどころに生きていくためには、そこで嫁いで子をなしてその地に楔《くさび》を打つことができない男性の場合は、よほどの得意技を持つか、あるいはよほどの世捨て人になるかしか、道はないのである。

おそらく男性たちはこの先も、「キミ、どこの大学？ …おお、わが母校の兄弟校じゃないか！」となんとかその人と自分、その地と自分とをつなげる細い糸を見出しては、そのネットワークを鏡としてそこに〝強い自分〟を映しては「これがオレだ」と錯覚し続けることだろう。

その姿に「カワイイ」と目を細める女性もいるが、どこをどう見てもカワイげのない男たちもいる。「絆の病」を自己治癒させることができないのなら、せめて「ボクは知っている人、関係ある人がいないところでは、何の価値もないちっぽけな人間なんだ」とそれが自分の問題、弱点だと自覚することから始めてほしい、と思う。

第5章

母娘を縛る「強すぎる絆」

愛せない――母娘の葛藤

これは震災以前からあった問題だが、女性どうしの関係においては、家庭内でも独特のねじれが生じることもある。たとえば毎年、夏休みの時期になると、診察室を訪れる女性の数が急に増える。

彼女たちは幼稚園から中学までの子どもを育てている母親で、「子どもと一日中、一緒にいなければならない夏休みは地獄です」と言うのだ。中には、昼食の支度や宿題の面倒を見るのだけがイヤ、という人もいるが、「そもそもずっと一緒にいること自体が苦痛」「話しかけられるのがどうしてもダメ」という母親もいる。

もちろん、彼女たちは子どもが本当に嫌いなわけではないし、いなくなってほしいと願っているわけでもない。学校がある時期はきちんと世話をし、週末には一緒に遊びに出かけたりもする〝ふつうの母親〟なのだ。ただ、「24時間、子どもを愛し、世話をする母親」でいなければならないのが苦痛、ということだ。

この母親たちに、私はよくこう勧める。

「お子さんとずっと一緒、一日中、世話するのが苦痛、ね。そりゃそういうこともあるでしょうね。えーと、誰か身近にお子さんを預かってくれる人、いないんですか？いないとしたら、公共の子育て支援サービスとか、ちょっとお金がかかってもいいなら、民間のベビーシッターやチャイルドシッターを頼んだらいかがでしょう。あ、ここにリストもあるのですが、最近は家庭教師とお世話を両方やってくれるようなところもあるようですよ。宿題も終わって一石二鳥ですよね」

そんな話をすると、相談に来た母親がポカンとした顔になることがある。

「でも、先生、いいんですか。私、専業主婦なんですよ。それなのに、子どもの世話を他人にまかせちゃって…」

彼女たちは、子どもの世話が苦痛というより、「子育ては自分の手ひとつでやらなければ」というイメージにがんじがらめになっているのだ。

そういう母親たちには、その人自身とさらにその母親との関係をきいてみることにしている。

すると、「自分の母親は子育てに熱心で、すべてを完璧にこなしていた。だから私もそうしなくては」という〝過保護型〟と、「私の母は何もしてくれなかったので、せめて私は〝母親らしい母親〟でいなければ」という〝ネグレクト型〟に分かれていることがわかる。

しかし、いずれにしても「子どもとの関係がうまくいかない」と悩む母親たちは、「自分と自分の母親」とのあいだで深い悩みを抱えていることが少なくない。

ここ数年、この母娘の葛藤をテーマにした本が相次いで出版されている。

最も話題になったのは、家族問題の第一人者であるカウンセラー、信田さよ子氏の『母が重くてたまらない—墓守娘の嘆き』（春秋社）だろう。

信田氏は、カウンセリングの経験から「母に苦しめられ続ける娘」の多さに驚き、彼女たちに「墓守娘」というネーミングを与えた。娘といっても、その人たちは40代、50代だ。その母親たちは、わが娘の進学、就職、結婚、自分の介護から死後の問題まで、人生の節目節目で口出しする。殺し文句は、「あなたのためを思って言っているのよ」「私以上にあなたのことを知っている人はいない」だ。

信田氏は、そういう「墓守娘」たちに対して、「怒りの感情を認め、言葉にせよ」「理解されることをあきらめよ」と根気強くアドバイスするが、支配され続けることになれている娘たちにとって、それは簡単なことではない。

『100万回生きたねこ』などで知られる詩人の佐野洋子氏は、まさに「墓守娘」の当事者として『シズコさん』（新潮社）を書いた。帯には、「ずっと母さんを好きでなかった娘が、はじめて書いた母との愛憎」とある。

母親への積年の愛憎を書き尽くした佐野氏は、すでに70代。その母親は、2006年に93歳で亡くなった。

佐野氏は、子ども時代を思い出してこう書く。「四歳位の時、手をつなごうと思って母さんの手に入れた瞬間、チッと舌打ちして私の手をふりはらった」。では、母親は娘に無関心なのか、というとそうではない。外に出るときだけは手作りのワンピースを着せられ、飾られる。当然、周囲からは「大切にされているのね」と思われる。ところが、家では水汲み、たきぎ拾い、おしめ洗いなど、「おしん」を見ても「何つーことないじゃん」と思ったほどこき使われ続けるのだ。

では、母親は何か計算があって娘を支配していたのかというとそうでもなく、無邪気で憎めない一面もある。だから佐野氏は、そんな母親のもとを去ることができず、いわゆるつかず離れずの関係で年月を送る。

そして結局、母親は認知症となって、佐野氏が探してきた超高級老人ホームに入所することになる。高額な一時金や毎月30万以上もの費用も、すべて娘である佐野氏持ちだ。

母親を捨てきれない娘たち

しかし、佐野氏の本当の悩みはそこから始まる。世間の尺度からいえば十分、親孝行といえる佐野氏だが、老人ホームに母親を入れたことでこう思うのだ。

「私は母を金で捨てたとはっきり認識した。愛の代りを金で払ったのだ。」

「私は母を好きになれないという自責の念から解放された事はなかった。十八で東京に出て来てからもずっと、家で母に優しく出来ない時も一瞬も自責は私のそこを切れる事のない流れだった。罪であるとも思った。」

母親に支配され続けた佐野氏だが、その心を支配しているのは、そんな母を「愛することができない」という罪悪感や自己嫌悪なのである。佐野氏は、そんな母を捨てられないのだ。

そして、すっかり認知症の症状が進み、娘の顔さえわからなくなった母親の元を定期的に面会に訪れる中で、佐野氏は何度も「ごめんね、母さん、ごめんね」と涙ながらに訴える。それに対して母親は、状況をわかっているのかどうかも定かではないのだが、あるときこう口にするのだ。

「私の方こそごめんなさい」

それを聞いた佐野氏は、「私はゆるされた」とひとり歓喜し、号泣する。

しかし、皮肉なことにその頃には、佐野氏の肉体をガンがむしばみ始め、間もなく母親は亡くなってしまう。そして、佐野氏も乳ガンに侵され、2010年、72歳で世を去る。

そして、2012年になって、「母娘の葛藤」を描いた小説の傑作が登場した。水村美苗氏の『母の遺産―新聞小説』(毎日新聞社)だ。

主人公の美津紀は、五十代、更年期の不調などに悩まされながら、大学教授の妻としてそれなりに恵まれた生活を送り、自らも大学講師を務めている。子どもはいない。

姉の奈津紀は、セレブな家系に育ち音楽家になった男性のもとに嫁ぎ、人もうらやむような生活を送っている。

しかし、客観的に見れば「幸せね」と言われるであろう姉妹をずっと悩ませる人がいる。それが、苦労しながらふたりの娘を育て上げた母、紀子である。父は他界して、もういない。

母は自分に奇妙な自信があり、たしかに苦労はしたのだが、限りなく自己中心的でプライドも高い。もちろん娘たちの習い事から学校選び、就職や結婚にも口を出し続けた。からだの自由がきかなくなってからも、やれパジャマはどのブランド、ジャムはどこの何、と娘たちを振り回し続ける。そして少しでも娘がそれに応じないと、他人に大げさにわが身の不幸を嘆いたりする。

母の世話に追われる姉妹は基本的には協調路線だが、時として小さな行き違いが生まれる。どこの家にもある「どうして私だけ」「私のほうが負担が大きい」といった比較のしあいだ。

途中、入退院を繰り返してはそのつど、娘たちに物心両面の負担をかける母親に、ついに美津紀がこうつぶやく場面がある。

「ママ、いったいいつになったら死んでくれるの？」

しかし、際限なく続く介護に姉妹の体力もそれぞれの家庭生活さえボロボロになりそうになっても、それでもふたりは母を捨てない。捨てよう、などといった発想はないようにも見受けられる。

そして、母が亡くなった後でも、「あー、ついに私を支配し続けたお母さんはいなくなった。これからは私の人生だわ」と、あっさり自由な生活に羽ばたくことはできない。美津紀は自分の心を整理するために、国内の高級ホテルに長期滞在の旅に出なければならなかった。

「いつになったら死んでくれるの？」というセリフだけ読むと、ずいぶん残酷な娘のようにも思えるが、やはり美津紀もその姉も、基本的には「やさしい娘」なのだろう。

このように、家族の犠牲になってきた人、家族に支配されてきた人たちの多くは、基本的には心やさしき人なのだ。

そして、おそらく「娘を支配する母親」のように、それほどの悪意もないままにその人生全体に影響を与えてしまう家族というのも、ある意味で「家族思いの人」ともいえるのではないだろうか。

やさしさが招いた悲劇

より具体的に考えるために、診察室で出会ったいくつかのケースから架空の人物を作り、紹介してみよう。

診察室で会ったサナエさんは、49歳。夫は会社員で、社会人の息子が2人いる。サナエさん自身は薬学部を出て、若い頃は病院に勤務していたこともあるが、いまは専業主婦だ。実家の母親とは月に数回会うのだが、そのときにふと口に出した言葉で母親の顔色が変わった。

「息子もすっかり手がかからなくなったし、いまさらパートに出るのもなんだし、医学部でもいけたら最高なのに」

サナエさんの母親は、彼女が子どもの頃から医者になってほしいと思っていた、それがだめなら医者と結婚してほしいと思っていた、などと堰を切ったように熱く語り出した。そして、「一緒にがんばりましょう!」と一方的にその気になってしまったのだ。

それから、からだのあちこちが調子悪いと言っていたことも忘れたかのように、母親は頻繁にサナエさんの家を訪れ、参考書をわたしたり、家事を手伝ったりと采配をふるい始めた。夫や息子は「これから医学部だなんて」とあきれ顔で止めようとしたが、サナエさんは母親の手前、やめるにやめられなかった、と言う。

しかし、さすがに成績は伸びず、模試を受けても合格ラインにはほど遠い結果。サナエさんが「やっぱりだめね」と笑い話ですませようとしたところ、母親は泣き出したという。

「あなたがやっと自分らしく生きられる、あんなダンナと別れて自立できる、と思って協力してあげたのに。これまでさんざん私の夢を壊しておいて、今度もまたそうするってことなの?」

サナエさんは、衝撃を受けた。どちらかというと自分は〝いい子〟タイプで、取り立てて親に苦労もかけずにまじめに人生を歩んできたつもりだった。それなのに、母親はずっと「夢を壊された」と思っていたのか。

しかも、「あんなダンナと別れて」ということは、自分の結婚にも不満があったということだ。

サナエさんは自分の人格や人生を全否定された気になり、怒りと虚脱感でどうにもならなくなり、診察室に駆け込んできたのだ…。

この場合、たしかに母親は、〝娘によかれと思って〟行動してきたことは間違いない。とはいえ、母親が考える「娘の幸せ」の定義は、一方的なものでしかない。しかも、「医者になってほしかった」という自分の夢をかなえることが即、娘にとっても幸せに違いない、と思い込んでしまったのが、間違いの始まりであった。

とはいえ、この母親は娘を思っていないわけではない。それどころか、あまりにも娘に関心を持ちすぎ、「なんとか幸せになって」と思いすぎるあまり、ちょっとした悲劇に至ってしまった、というわけだ。

そしてもちろん、娘のサナエさんにも責任はある。そういう母親をつっぱねることができず、途中までは期待にこたえて勉強を始めてしまった。ある意味で、お互いを思いすぎ、やさしくしてあげたい、役に立ちたいと思いすぎる親子だからこそ、結局のところ、おかしな関係に陥ってしまったのだ。

ここでサナエさんが、「医学部なんて冗談よ！ 私は夫も愛しているんだから！」と母親を完全に拒絶したら、どうなるだろう。おそらく佐野氏や水村氏のように、今度は「親を見捨ててしまったのではないか」という罪悪感に苛まれることになるに違いない。

『母が重くてたまらない』で「親にノーと言おう、距離を置こう」とすすめるカウンセラーの信田さよ子氏も、母親と距離を置いた後にうしろめたさがやってくることがある、と記している。

「『あんなに寂しそうでひとりぼっちの母親に対して怒りの感情を抱くなんて、やっぱり私はわがままだったんじゃないだろうか』（中略）

母のことばにかすかな違和感を感じたり嫌悪感を抱くたびに、まるで倍返しのように罪悪感が沸いてきてあなたたちを苦しめてきただろう。」

信田氏は、この罪悪感は「ゼロにする、感じなくするという目標設定そのものが達成不可能」なほど必ずやってくるものなのだ、と観念するしかない、と言う。「母を捨てた、裏切ってしまった」という罪悪感に苦しむ女性たちに対して、信田氏は「これからの人生を生きていくための必要経費である」と割り切って考えるようにアドバイスするのだそうだ。

人生の必要経費。人生の授業料。それを支払ったら、あとは前を向いて歩いて行く。これはとてもよいアイデアだ。

「悪い絆」の連鎖に苦しむ人々

ただ、そうやって家族の「悪い絆」を断ち切ることになんとか成功した人が、次に陥る落とし穴がある。それは家族の問題で傷ついた人は、しばしば友人や恋人ともうまくつき合えない、という弊害に苦しむことである。親密な人に接すると、その人がスクリーンとなって家族との「悪い絆」の記憶が再現されるのだ。

その人たちに診察室で私は伝える。「あなたを傷つけた家族と、目の前の人はまったく違う、赤の他人なんですよ。あのときの関係がここでまた再現する、と考えなくてよいのですよ」

恋人がちょっと大きな声を出しても、「あ、お母さんに怒鳴られてるみたい」と思い出してしまう、という人がいた。彼女には、自分に「違う、違う。彼はママじゃない。いまは彼がスクリーンになっているだけ」と言い聞かせてみてはどうですか、とアドバイスしてみるが、それがなかなかうまくいかなかった。

結局、彼女はいろいろあって、その後、その恋人と結婚することになった。しかし、やはり関係はなかなかうまくいかない。そのたびに「これは家族の影響だ」と思い、「やっぱり家族に愛されなかった私には、結婚は無理だったんだな」と関係づけて考えた。結婚して離れてもまだ、家族との「悪い絆」に引きずられているのである。

良い意味でも悪い意味でも、なかなか切れず、消えない「家族の絆」と、それによる傷。ただ、その傷を治す方法はないわけではない。それは、時間をかけながら、自分が社会の中で役に立つ、と実感したり、自分で自分を楽しませられるようになったり、とにかく、他人や家族に頼らず、「自分で自分のケアをできるようにすること」。そこに「悪い絆」を越えるヒントがある。

家族の問題や悩みが大きければ大きいほど、それをうまく断ち切る勇気を持つことで、自分らしい人生を歩めるようになる人もいる。その人たちのゴールは、「悪い絆」を乗り越え、「問題の多い家族でむしろよかった」「家族があんなひどい人たちだったからこそ、いまの幸せがある」などと振り返れるようになることだが、それまでにはたいへんなエネルギーと時間が必要なことは言うまでもない。待つ力、耐える力を持つことができるか、が問われてくる。

第6章

「孤独死」は本当に不幸なのか?

無縁社会をどう生きるか

――なんとか誰かと絆を作らなくちゃ。

――ちょっと面倒くさいけれど、いまの仲間との絆をキープしておかなきゃ。

こう考えて「絆」にこだわる人たちの究極の不安は、もしかすると「ひとりのままだと孤独死してしまうのでは」ということではないだろうか。

大震災が起きる前、２０１０年は、「絆」の反対ともいえる「無縁」「無縁社会」という言葉が流行語のようになり、大きな注目を浴びた。きっかけになったのは孤独死の増加であり、戸籍や住民票では生きていることになっているが、実際には生死がわからない「消えた高齢者」の問題であり、また養育放棄され、中には命まで落とす子どもたちの問題であった。

逆に「〝無縁〟でないからこそ助かった命」の話題も注目された。２０１０年、奄美大島を記録的な豪雨が襲ったときのことだ。死者3人が出るなどその被害は甚大であったが、土砂崩れなどの規模から見ると、さらに大きな被害が出てもおかしくなかった災害だといわれる。

なぜ被害の拡大を食い止めることができたのか。それは、奄美大島では地域の人たちが互いに助け合い、支え合ったからだ。濁流の中、高齢者の救助を最優先とし、住民が協力して安全な場所まで運んだ地区。自分の家の片づけなどはさておき、地区内のひとり暮らしの高齢者の安否確認に走り回る人たち。「近所の人たちがいるからがんばれる」と語っている人もいる、といった声を紹介しながら、あるニュースキャスターは「ここに私たちがすでに失ってしまったものがあるような気がします」と結んでいた。

私の知人でも奄美大島にひとり暮らしの母親を残して東京で働いている教師がいるのだが、この豪雨の状況を見ても彼女はそれほど心配しなかったという。

「近所の人たちがとにかく親身ですから。母とも豪雨の中、一度だけ電話が通じて、生存は確認できたんですよ。その後、電話は不通になっちゃいましたが、『生きていさえすればあとは大丈夫』って思いました。

実際にあとから聞いたら、家に水が入ってきたとき、すぐに近所の家のご主人が駆けつけて、おんぶして連れ出してくれたそうです。雨がやんだ後も、みんなで家の泥をかき出し、中もきれいにしてくれたんですって。そういう地域なんですよ…」

まさに「無縁社会」とは逆の「絆社会」だ。

ちなみにこの「無縁社会」という言葉を作ったのは、同名の特集番組を作ったNHKのディレクターだといわれる。NHKの番組に限らず、「無縁社会」に関する問題が取り上げられるとき、当然ながらその結論にあるのは「このつながりなき無縁社会を、一日も早くなんとかしなければならない」というトーンだ。

たしかに、この奄美大島のケースなどを見ていると、「限界状況で頼りになるのは人と人とのつながりだけ」と思えてくる。と同時に、地域のつながりがほとんどない都市部に住む人、ましてひとり暮らしの人や病気、障害を抱えている人たちは、「もしこのあたりで災害が起きたら…」と〝無縁社会の恐怖〟にぞっとするのではないだろうか。

そして、こう思うだろう。「ああ、無縁社会は恐ろしい。とにかく一日も早く人と人とのつながり、ぬくもりを取り戻さなければ…。私自身も、できるなら結婚して大家族でも作ろうかな」

しかし、ここは想像力を働かせ、よく考えてみることが必要だ。奄美大島のような濃い地域社会は、決して一瞬でできあがるわけではないし、「豪雨のときだけ協力しあいましょう」というわけにはいかないのだ。

「絆社会」がもたらすストレス

先ほどの知人の話にも後日談がある。「ひとり暮らしの母をみんなが助けてくれた」という話を聞いて、私は知人に言った。

「すごい! コミュニティの結びつきがちゃんと残っているんだね。東京とはまったく違うじゃない。じゃ、あなたもやっぱり、仕事をリタイアしたら奄美大島に帰るんでしょう?」

すると、彼女は「とんでもない」と苦笑したのだ。

「島の生活、本当にたいへんなんです。ご近所とも親戚以上のおつき合いをして、冠婚葬祭には必ずお手伝いも必要ですし、誰が結婚した、離婚したというのも丸わかりです…。

私にはそんな生活、絶対に無理です。ちょっとくらいリスクがあっても、東京で匿名のまま暮らしているほうがずっといいです」

「絆社会」では、日ごろから何かにつけて情報を交換して交流し、地域の風俗や習慣を守り、伝統的な行事にもきちんと参加。もちろん、親戚づき合いも欠かさない。そういう生活を何年、何十年と続けて、はじめて災害のときなどに互いを思いやり助け合えるつながりができるわけだ。

私たちは戦後、そういった〝濃いつき合い〟をできるだけ避けられるようなライフスタイルを築き上げてきたはずだ。大家族で住むのをやめ核家族で団地に住み、隣近所とのつき合いも必要最低限。さらに最近では、「個人情報の保護」が金科玉条となり、同じ学校、同じ職場にいても互いが互いの家族構成も知らなければ、住んでいる場所も知らない。

学生たちを見ていると、「あの子、この頃、大学に出てこないけれどどうしたんだろう」といった話が出ても、「じゃ、ちょっと家まで様子を見に行ってみようか」とはならない。メールアドレスしか知らないので、訪ねて行きようもないのだ。学生課などに問い合わせても、おそらく「住所は個人情報にあたるので」と教えてもらえないだろう。

しかし、それを「関係の希薄化」などといってただただ憂うべきなのか、というとそれも違う。

地域や親戚の〝濃いつき合い〟は、それ自体大きなストレスになることがある。実際に昔も今も、いまだに強い結びつきが残る地域に住む人が、祭りや盆踊りなどでの役割分担が負担となったり、あらぬうわさを流されたりしてうつ病になることは決して少なくない。義父母との同居で苦しむ嫁、というのもドラマだけの話ではなく、いまだに診察室ではめずらしくない話だ。ある女性は言っていた。

「テレビを見て笑っていても、いつの間にか姑が背後霊のように後ろに立っていて、ぞっとすることがあります。このあいだ夫と子どもたちだけで旅行に行ったのですが、そのときはホテルでソファーに寝転がってテレビを見て、本当にくつろげました。仕事に行くあいだに子どもの面倒を見てもらったりして、たしかに姑には助けられている部分もあるのですが、やっぱり家族だけで遠慮なく暮らしたい…」

このような人にとっては、地縁、血縁やそれにもとづく〝濃いつき合い〟はたまらないストレスで、誰にも気をつかわずにすむ無縁型の生活のほうがずっと解放される、ということなのではないだろうか。

「つながり＝幸せ」ではない

軽症の統合失調症にかかっている会社員が、こんな話をしてくれたこともあった。

「うちの地区、古い商店街が残っていて、いまでも多くの人たちはスーパーじゃなくてそっちで買い物をしてます。その中の八百屋の奥さんがとくにうわさ好きで、近所の情報収集基地みたいになってるんですよ。どこの子どもが高校に入ったとか、あそこのご主人は浮気してるとか、そのあたりのことなら何でも知っていて、人にもペラペラしゃべるんです。私が買い物に行っても、〝最近仕事はどうなの〟〝彼女作ったらどう？〟とかやたら干渉してきます。私の過去の秘密も奥さんに知られていて、みんなに話されていると思います」

この人には軽度の被害妄想があるので「過去が知られている」というのもそうだと

は思うが、「うわさ好きの奥さんがペラペラしゃべる」という部分は事実なのだろう。彼の場合、このような住環境がストレスとなって、余計に妄想が生じやすくなっていた可能性もある。実際のところ、この人はその後、転勤で都会のワンルームマンションにひとり暮らしを始めてから、妄想もほとんど消えて順調に仕事ができるようになったのだ。

統合失調症に関しては、80年代以降、その軽症化、さらには発症数の減少がさかんに報告されている。人間関係の希薄化が私たちにとってストレスになるのなら、この逆の現象が起きてもおかしくはないのに、現実はそうではないのだ。

ある論文では、軽症化の原因を「都市型の生活で人とのつき合いが減ったことが、素因を有した人にとってはその発症を防ぐ効果をもたらしているのではないか」と分析されていたが、先の会社員のケースを見ても、〝濃いつき合い〟のほうが彼らにはストレスになることは明らかだろう。

家族社会学の山田昌弘氏は、「『希望なき時代』をどう生きるか」(『潮』2011年11月号)と題された論文の中で、「他者、身近な人や社会から承認され、『つながり』

を実感できないこと」はすなわち「幸福感を得られないこと」と分析していた。たしかに誰からも承認されず、存在を認めてもらえないのはつらいことだろう。しかし、中には「ひとりで好きなことさえやっていれば幸せ」という人もいるはずだ。歴代の理系のノーベル賞受賞者の中にも、マニアックに研究生活を行う中で偉業を成し遂げたが、受賞そのものにはほとんど関心なし、といったタイプが何人も認められる。この人たちは、たとえ社会から高い評価を得られなくても、好きな研究に没頭できる環境さえ与えられていれば十分に幸福だったはずだ。

また、先の山田氏の仮説で、たとえ「つながりを実感できないのは幸せでない」としても、「つながりがあれば幸せ」かというと決してそうではない、ということは、診察室のケースを見ればわかるはずだ。

「つながりがあっても幸せではない」どころか、中には「つながりがありすぎるから窮屈で不幸」という人も少なくない。大切なのは、「ストレスになりすぎないつながり」はどの程度のものか、そのためには何をして何をしないのがよいのかというバランスを見極めることだが、この〝バランス感覚〟ほどむずかしく実現困難なものはない。

山田氏は無縁社会の処方箋として、「私が推進したいのは、『高齢者の婚活』」と主張するのであるが、その意欲がある高齢者なら、ひとり暮らしにも十分耐えられそうだ。

「わずらわしさ」と「孤独」のはざまで

こうやって見てくると、私たちに残されている選択肢はそう多くないことがわかる。

つまり、「わずらわしくてもストレスからうつ病などになってもじっと耐えて、いざというときのために日ごろから地縁、血縁を大切にしておく」のか、「日ごろはわずらわしさを避けて都市型の生活をエンジョイし、いざというときには潔く孤独死なども受け入れる」のか、ふたつにひとつということだ。奄美大島の豪雨の対処を見て「私もご近所を大切にしておこう」と思った人は前者、「まあ、こんな災害はめったにないわけだし、そのときはそのとき。来るかどうかわからないアクシデントのためにいまさら地縁、血縁だなんて」と思った人は後者、ということになるだろうか。

では、強すぎる絆のストレスに苦しむことなく、国や行政に過剰に監視されることもなく、いったい誰と誰がどうやって助け合えばいいのだろう。経済学者の松原隆一郎氏や文学者の内田樹氏は、奇しくも「ゆるやかな絆」の可能性のひとつとして、自分が所属していたり主宰したりしている武道の道場をあげている。たしかに、そういった道場では、お互いが社会的地位だとか年齢だとかにはあまり関係なく、仲間意識を持ち合い、困ったときには〝武士の情け〟で手を貸してくれそうだ。

とはいえ、すべての人が武道を習いに出かけるわけにもいかない。では、ほかにどういう可能性があるだろうか。

その候補のひとつに、「ネット上のコミュニティ」というのがあるが、これはまだ全面的に信用できるほど成熟したものではない。私の知人でも、ネットのコミュニティで「いま体調が悪くて、部屋で倒れてる」と書き込んだら、何人かが「すぐに行くから場所を教えて！」と言ってきて、半信半疑で家を教えたら本当に食料や薬を持ってやって来た、と感動しながら話してくれた人がいた。

ただ一方で、そうやってネットのコミュニティやいわゆる出会い系サイトで知り合った相手からお金を巻き上げられたり、監禁や殺人にまで発展したり、という話もあとを絶たない。そこまでいかなくても、「いい人かも」と思って何でも打ち明けたら、それを別のコミュで全部、公開された、といった話はけっこう日常茶飯のレベルでよく聞く。

となると、いまのところ、信用できるのはとりあえず、「顔が見え、一応の素性もわかる関係」ということになるのか。

繰り返すようだが、それは松原氏らの言う「武道の道場」以外にあるとしたら、いったいどこになるのだろう、というのがこれからの日本の社会の大きな問題になりそうだ。

おひとりさまで在宅死する方法

社会学者の上野千鶴子氏は、大切なのは「友人ネットワーク」と「社会的サービス」だと言って、最近「在宅おひとり死」という最期の迎え方をポジティブに提唱している。

上野氏によると、「24時間巡回訪問介護、24時間対応の訪問医療、24時間対応の訪問看護、この3点セットがあれば、おひとりさまでも在宅で死んでいける。末期ガンなどの痛みのコントロールも可能だ」とのこと。たとえ「家族の絆」「コミュニティの絆」が希薄なひとり暮らしであっても、きちんとサービスを利用できる環境にさえあれば、孤独死を遂げて何日も気づかれなかったり、ひとりぼっちの不安におびえながら最期の日々を送ったりせずにすむ、というのだ。

もちろん、それだけでは心細ければ、家族でも恋人でもない同性どうしの友人が2、3人ではなくて10人単位で作るネットワークがあれば、「今日は私がごはんを作って持って行ってあげる」といったケアも受けられる。

そして、もしそういう環境が整っていさえすれば、誰にもわずらわされず、好きなものに囲まれて過ごす老後の日々は快適なはず、というのも上野氏の主張である。

たしかにそうかもしれない。「孤独死だけは避けたい」と思うあまり、何十年も息苦しい絆に縛られ、自分を抑えて他人に気をつかって暮らすよりは、「いよいよになったらこういうサービスを利用しよう」と元気なうちにある程度、準備さえしておいて、あとはひとりで、ときには友だちにも会いながら、気楽に暮らすというほうがずっと自分らしいかもしれない。

無縁社会、孤独死といった言葉のインパクトはたしかに大きいが、それを恐れるあまり、望まない絆に縛られ、あるいは一度できた絆を手放さないように気をつかいすぎて、人生を棒に振るのはもったいない。

私はそう考えているのだが、どうだろう。

第7章

「絆ストレス」の時代を生きる

あなたが欲する絆のレベルとは

絆がなくて悲しい。

逆に絆が強すぎて苦しくて、悲しい。

あってもなくても、私たちを苦しめる絆。

だとすると、いちばんよいのは「ほどほどの絆」ということになるが、絆は「まったくないか」「とても強くあるか」のどちらかに傾きがちで、なかなか「ほどほど」という状態で落ち着くことはない。

とくに大震災以降、「いちばん大切なのは絆」という考えが強くなり、なんとか「絆」を作らなくては、とあせる人が多くなった。

もちろんあれだけの大震災を経験し、これからも大地震の危険性があるといった報道を目にすると、「誰かとの強いつながりがほしい」と思い、それがない人は不安な気持ちになるのもあたりまえのことだ。

しかし、無理に「絆」を築こうとしたり、あるいは「いまの友だちとも家族との関係も、『絆』と言えるほどのものじゃない」と落ち込んだりするのは、かえってストレスになってしまう。

では、大震災の後を生きる私たちにとって、「ストレスにならない程度の『絆』」とはどんなものなのだろう。

よく考えてみよう。これまで恋人がいなかった人が、突然、「誰にも断ち切ることのできない強い絆で結ばれている相手がほしい」と思っても、いきなりそんな人がどこかから現れることはないはずだ。また、「大勢の仲間といつも一緒にいるのは苦手なんだよね」という人が、絆のために常に他人と顔をつき合わせて語り合う生活にシフトすることも無理だろう。

そういう人たちは、一度、自分に問いかけてみるべきではないか。

「私は24時間365日、そんなに強い絆を必要としているのだろうか?」

おそらく、多くの人は「そこまでではない」という答えにたどり着くと思う。そんな人たちに私は、次のような「ゆるやかな絆」「ささやかな絆」をすすめたい。

たとえばそれは、「これまで苦手だと思っていた人をちょっと見直す」といった程度のものだ。

「ささやかな絆」という関係

ある女性は、大震災のことを思い出しながらこんなことを言っていた。

「私の職場、けっこう高いビルの一室だったので、すごく揺れたんですよ。書類棚やパソコンモニターがバタバタ倒れたり落ちてきたりしたときには、〝もう死ぬ〟と覚悟しました」

恐怖におののき、「キャー」と叫んでしゃがみ込んだ彼女に、「あわてないで」と手を差しのべた人がいた。それは、彼女が日ごろ苦手だと思っている怖い上司だったという。

「ふだんならもちろん、無視するところですが、そのときは思わず手にすがってしまいました。そうしたらその上司、〝大丈夫、このビルは揺れる構造になってるから〟〝ほかのビルも倒壊していないし、間もなく落ち着くよ〟などと励ましてくれて…。本当に助かりました」

彼女は、それまで嫌いで仕方なかったその上司を「ちょっとだけ見直した」と言っていた。

「とはいっても、見方が180度変わって大好きになった、というわけじゃないんです。震災の影響が落ち着いたら、また前のように無理な仕事を言いつけてきたり、突然、怒鳴ったりするようになりましたから。いまもどちらかというと嫌いです。でも、前のように〝大嫌い〟というわけじゃないかな。職場にいるときにまた大きな災害があったら、やっぱり頼ってしまうかも、くらいには思います」

彼女のように、「少しだけ見直した」というのも「ささやかな絆」ができた、と考えてよいのではないだろうか。

こういう「ささやかな絆」の関係は、職場に限ったことだけではない。

家族や同級生でも、「常に一緒にいる」という強い絆だけが大切なわけではない。「ふだんは疎遠だけれど、いざというときにはちょっと連絡してみる」「ほかに誰もいないときはその人のことを思い出す」といった程度のゆるやかなつながりも、それはそれで「絆」と呼んでいいはずだ。

「強い絆」の相手がたったひとり、というよりは、このような「ゆるやかな絆」「ささやかな絆」の相手が5人、10人といる、というほうが、実はいざというときにはずっと頼りになる。

「たったひとりの強い絆」の相手は、何かのときにそこにいなければアウトだが、「ゆるやかな絆の10人」ならひとりに連絡がつかなくてもまた別の誰か、と次々に相手を探すことができるからだ。

異性との関係もそうだ。いきなり恋愛だ、結婚だと相手を探さなくても、「ときどき会う人」「メールだけの相手」など、いろいろな段階の異性と「ゆるやかな絆」を楽しむ、ということがあってもよいのではないか。いや、何も大勢の異性と二股、三股…と同時に交際しろ、と言っているわけではない。

もちろん、いわゆる〝本命〟の相手はひとりに限るべきかもしれないが、たとえそういう相手がいる人であっても、それ以外の異性とはいっさい接触してはいけない、ということはないはずだ。ところが、とくに日本の女性の場合、恋人や夫などがいったん確定したら、そのほかの男性とはいっさい話したりしないし、ましてお茶や食事など考えられない、あるいはそうするのは恋人や夫への裏切りや不貞にあたる、と考える人がまだまだ多い。

もし、「夫以外、男性の知り合いはひとりもいない」という人が、夫のいない場所、あるいは夫が海外に出張に出かけているあいだに、緊急事態に直面したらどうなるのだろう。問題によっては女友だちではなくて、男性に助けてもらいたい、という場合もある。それが「そんな知り合いは誰もいない」となると、すぐに孤立状態に陥ってしまうことになる。

絆のバリエーションを育てよう

同性だけではなく、異性の相手とも、友だち、ご近所の人、元クラスメート、同僚、あまりつき合いのなかった親戚、ＳＮＳでの知り合いなど、いろいろな人たちといろいろな段階の「ゆるやかな絆」を築く。

いきなり大恋愛だ、一生の友情だ、と激しい関係、濃い関係になる必要はないし、そうなるべきでもない。「いつか会えたらいいね」とメールだけを1年に1回、やり取りするだけの絆、そんなものがあってもいい。もしかすると自分が病気になってそれを誰にも言えないときなどには、そんな「年に一度のメル友」が一番の相談相手になってくれるかもしれないのだ。

もちろん、自分に決まったパートナーがいない時には、「ゆるやかな絆」の異性の中で、「あれ、この人って毎週お茶していてもイヤじゃないかも」と自然に恋愛に移行する、といった場合もあるかもしれない。しかし、そうならなくても決してその「お茶だけの絆」が失敗、というわけではないのだ。

もっとゆるやかに、いろいろなパターンの人間関係を楽しむ。「この人は恋人」「恋人じゃないからもう会わない」などと決めつけず、あいまいな関係のままにしておく、そして何より場所や時間を共有できる関係を大切にする。そういう「ささやかな絆」「ときどき思い出す絆」「絆かどうかもわからない絆」こそ、実は何かのときに自分を支えてくれるものにもなるのではないだろうか。

絆がない、とあせらずに見わたせば、実はいまの生活の中にもいろいろな「薄い絆」「細い絆」がいくつも見つかるはずだ。「そんなの、なんの役にも立たない」などと切り捨てずに、ぜひそんな「絆のバリエーション」を大事にし、時間をかけて育ててほしい。

「家族の絆」にこだわりすぎない

ただ、絆の中には、どうやってもなかなか「ゆるやかな絆」ではすまないものがある。それが、「家族の絆」である。

「家族の絆」が強すぎる人、またそれがないと感じている人、この人たちの悩みは根深い。いったんこだわってしまうと、この「家族の絆」はその人の生活全体、人生全体を支配してしまう場合がある。

あるとき、診察室に「私はこの人に嫌われてない？　見捨てられないだろうか」と常に他者との関係が気になる、という女性がやって来たことがあった。職場でも、同僚、上司、部下から食堂のおばさんにまで気をつかい、「自分はどう見られているか」と気になる、というのだ。そして、少しでも相手が自分に対してつれない態度などを取ったように思うと、「もうこの人との関係が終わってしまった」とうろたえ、ときには「どうしてそんなに私を嫌うんですか？　何かいけないことでも言ったでしょうか？」とメールなどをしてしまう、とも言っていた。

「やっぱり、私、病気なんでしょうか」と彼女は真剣な表情で訴えた。私は、「病気だとは思いませんが、どうしてこんなに他人からの視線が気になるのか、そのあたりを考えたほうがよさそうですね」と言って、しばらく通院してもらうことにした。

するとと、彼女は「私の場合、家族関係に問題があるのです」と言って、次のような話をしてくれたのだ。

彼女の母親は、まだ彼女が大学生のうちに、ガンで亡くなった。ちょうど高校から大学にかけて、彼女は交際していたボーイフレンドのことで母親ともめることが多く、あまり仲のよい母娘とはいえなかった。だから、わずかな闘病期間を経て母親があっけなく世を去ったとき、彼女はたいへんに後悔したのだという。

「そうか、絆なんてもろいものなのだ。そのときにふと目を離すと切れてしまう。そう思ったんです」

それから、ひとり娘の彼女は父親とのふたり暮らしになった。父親は妻を失ったショックからか、すっかりふさぎ込んでしまい、あまり娘に関心を持とうとはしなかった。「私だってお母さんが死んでしまってショックなのに」と思いながらもそれを告げることもできないまま、彼女は父親の世話をし続けたという。

「でも、その父親もここ数年、認知症の症状が出てきて、私は仕事があって介護もできませんから、もうすぐ高齢者向けの施設に入ってもらうんです。そう、残っていた父との絆も切れちゃう…」

大切な人との絆がなくなってしまう、という恐怖が、常に彼女の心を支配しているようだった。だから日常生活の中でも、常に「この人に嫌われているのでは」「あの人にも見捨てられるのでは」と気になってしまうのだろう。

母親がガンで亡くなったのも、父親が認知症になってしまったのも、もちろん彼女自身の責任ではない。それにもかかわらず彼女は、「私さえもっとちゃんと気をつかっていれば、親との絆が切れることもなかったのに」とも思っているようだった。そして、親やまわりの人との絆にこだわりすぎるあまり、彼女は思ったことを言ったりやったりもできずに、常にまわりの人の顔色をうかがう不自然な生活を強いられているのだった。

そんなに絆にこだわることはないのに…。もっと自信を持って、自分のやりたいように生きればいいのに…。私は、その人の心をどうほぐせばよいのか、と考えながら、

「本当は家族や同僚だけが大切とは限らないのにな」とあるエピソードを思い出していた。

誰かのために涙を流せるか

いまでこそ、精神科病院の入院期間は短縮される傾向にあるが、私が20代の頃は、「入院歴20年」「こちらは30年」といった患者さんたちがたくさんいた。そうなると、もう実の親も亡くなり、きょうだいとの縁も途切れてしまう。若いときから入院を続けて50代になってガンを発症して悪化したTさんという人がいたのだが、彼の場合も、遠くに住むきょうだいたちに電話をしても誰も見舞いにすら来てくれなかった。

結局、Tさんは、そのまま最期のときを迎えることになった。それでも、誰も立ち会ってくれる家族や友人はいない。私は主治医なので、身体の管理をしてくれる内科医らといっしょに末期のケアをし、看取りを行うことで精一杯。かわいそう、悲しいといった感情まではなかなかわいてこない。そんな中、眠るようにその瞬間が訪れて、あとは静寂が広がった。

「苦しまずによかった」とほっとした気持ちとなり、病室を去ろうとしたとき、ひとりの看護師さんが、口もとに手を当てて泣いているのに気づいた。彼女は、日ごろからTさんの面倒をよく見ていたのだった。いつもはしっかりした女性だったが、まるできょうだいか親友のように顔をゆがめて、心からの悲しみを目にたたえて泣いている姿に、私は胸をつかれる思いだった。

Tさんにとっては、看護師さんはあくまで入院先の従業員であり、家族でもなければ親友でもない。その関係もあくまで〝お仕事〟であって、それを絆と呼んでいいのかどうかもわからない。

しかし、自分が世を去るときにこうやって心の底から悲しみ、その生をねぎらってくれる人が、ちゃんといることはたしかなのだ。

いや、私だってこうやって人との別れを悲しむことはある。

しばらく会っていなかった友だちがある夜、突然、家で倒れて還らぬ人となった、と連絡を受けて葬儀に駆けつけたこともあった。「ちょっと疲労で」と言って入院したときにはガンが全身に広がり、そのまま世を去った先輩の死に、無念の涙を流したこともあった。残念ながら自ら命を絶った若い知人もいたが、その葬儀のときはこらえてもこらえても悔し涙があふれた。仕事で世話になっている人の葬儀に出かけたら、思いもかけず小さな子どもたちがいて、遺された妻になんと声をかけたらよいか、と言葉につまったこともあった。

この人たちは、みんな「親友」と呼べるほどの関係でもないし、家族や恋人などでもない。日ごろから強い絆で結ばれていたとは言いがたいが、それでもやっぱり「大切な人」であったことは間違いない、とその別れの場に接して私ははじめてそう気づいた。ということは、その人たちとのあいだにはちゃんと目には見えないけれど「絆」と呼んでよいようなものはあった、と考えてよいのだろう。

私は、こういった経験を通して、「誰かのために泣けること」や「誰かが自分のために泣いてくれること」は人間としてすばらしいことだ、と思うようになった。そして、「別れに際して泣ける人たち」のあいだにあるものこそが「絆」なのではないか、とも最近よく考える。

孤独死をうらやむ人もいる

目に見える絆に苦しむよりは、目に見えない絆を信じてみよう。イヤな絆でもないよりはマシ、などと思わずに、ひとりでいることを恐れないで生きよう。

2009年8月、こんなニュースが新聞などに載った。

女優・大原麗子さんが亡くなった。東京・世田谷の自宅で死亡していたのがわかったのは、大原さんの弟から8月3日、成城署に「2週間前から姉と連絡が取れない」と通報があったことがきっかけだ。

合鍵を持っている弟の都合がついた6日夜、警察官と弟が自宅に入ったところ、2階寝室のベッドで仰向けになり死亡していた。病死の可能性が高いという。

このニュースは、「大女優の孤独死」ということで悲劇として取り上げられることが多かったが、診察室である女性の患者さんがこう言った。ちなみに彼女は大家族の中で暮らし、自分の時間も自由もない、というのがストレスになっていた。

「大原麗子さん、本当にうらやましい。自分ひとりで好きなように生きて、好きなときに誰にも邪魔されずにそっと世を去ることができましたよね。

きっともう自分の人生には満足だったのだと思います。

私には、その自由もない…。世を去るタイミングもその方法も、自分では選べないんです。きっと亡くなるときも親族が大勢、ベッドのまわりを囲んで、いつかいつかとその瞬間を待ってるんじゃないでしょうか。本当に鬱陶しい…」

強すぎる絆が、ここまで人を縛りつけ、苦しめることがあるのだ。

絆がないことは悪いことじゃない。絆が薄くても人生の敗北ではない。中には、彼女のように「絆を捨てたい！」と思っている人さえいるのだ。

「絆」や「つながり」を美しいもの、すばらしいものと思いすぎないことから、発想してみることも必要なのではないだろうか。

「講」という名の「絆ストレス」

絆がない、と必要以上に苦しむ。

逆に、いまある絆にこだわりすぎて、それが自分を息苦しくしているにもかかわらず、そこから抜け出せない。

絆がない、ありすぎる、と置かれている状態はまったく逆かもしれないが、それらはいずれも「絆ストレス」と呼んでいいだろう。この「絆ストレス」が大震災以降、さらに私たちを知らない間に苦しめるようになっているのではないか、という話をここまでしてきた。

それにしても、なぜここまで「絆」がストレスになるのか。それは、私たちが暮らす日本社会に独特の現象なのか。「ストレスにならない絆」は可能なのか。そのことを考えてみたい。

あるとき、診察室に「疲れが取れず、家事や仕事ができない」と訴える女性が来た。「うつ病だろうか」と考えて「思い当たるストレスはありますか」と尋ねると、こんな話が語られた。

「昨年、地方でひとり暮らししていた母が亡くなったんです。もちろん悲しい気持ちはあるのですが、それ以上にたいへんなのが、母が住んでいた地域の人たちとのおつき合いなんです」

私はそれを聞いて拍子抜けし、思わずこう言った。

「地域の人、と言っても、お母さまはもう他界されているわけですし、〝お世話になりました〟とあいさつしたら、もう関係ないんじゃないですか？」

すると彼女は、「とんでもない！」とばかりに顔を左右に激しく振ったのだ。

「先生、母の地元には『講《こう》』があるんです。母ももちろん、そこに入ってました。毎月1回、『講』の方たちがお念仏を唱えにやって来ることになっていて、そのときは私と妹とがかわるがわる実家に戻り、2日前から接待の支度をしています。お茶とお菓子、煮物やおこわ、けっこうたいへんなんです。

いまは誰も住む人もいなくなった実家ですから、できれば更地にして売りたいと考えています。私も妹もこちらに嫁ぎ、誰も継ぐ人もありませんから。でも、『講』の方たちは『そんなの、とんでもない。7回忌までは魂はその土地にいるんだから、家を壊したらお母さんが帰る場所がなくなるじゃないか』と言うんです。

そう言われたら私も、それ以上、強くは言えません。それに、たしかに生前、母は地元の人たちにとてもお世話になってきました。母も地元のつながりを大切にしていて、私たちがいくら『いっしょに住もうよ』と誘っても、出てこようとしなかったんです。

でも、毎月の『講』の集まりがこれからまだ何年も続くかと思うと、からだも交通費も持ちません…」

話を聞くだけであまりのたいへんさにこちらまでめまいがしそうになったが、この女性がいう「講」とは何なのだろう。

「講」の歴史は聖徳太子の時代までさかのぼる、といわれるが、もともとは仏教の教えを学ぶために、僧が集まって開いていた研究集会のようなものが「講」と呼ばれたといわれる。それが次第に、僧の集会から誰かの家に村人などを集めてお経の話などをする集会に変わっていった。

それでも、そのまま仏教の特定の宗派と結びつきながら江戸時代、さらに近代になっても、集会から地域の宗教行事に形を変えながら続いてきた「講」もある。浄土真宗の報恩講などがそれである。

しかしその一方で、次第に特定の仏教の宗派色が薄れ、民間信仰や神道などとも結びつきながら、なんとなく信心深い人の集団となっていった「講」もある。またさらに宗教色が薄れ、地域の助け合い集団に変わっていった「講」も多い。中には、宗教的要素がまったくなくなり、「生活の助け合い、支え合い」という目的のみのために作られた「講」もある。

「なんだ、宗教とは関係ない『講』ならあまり面倒くさいことはなさそう」と思う人もいるかもしれないが、それは逆だ。宗教というわかりやすい結びつきがないからこそ、そのメンバーたちはもっと「心と心の結びつき」のような目に見えないもの、つまり「絆」を大切にした。

そして、その「講」からの脱退やメンバーへの裏切りは「絶対に許されないもの」となったのだ。万が一、そんなことをしたと見なされたら、その人はいわゆる「村八分」の扱いを受け、地域の冠婚葬祭などにも一切、参加できなくなった。つまり、その場所ではもう生きていけない、というほどひどい仕打ちを受けたのだ。

〝結びつきの心〟にとらわれる日本人

もちろん、21世紀のいまも、その女性の母親の地元のようにはっきりと「講」の仕組みが残っているところはほとんどないとは思う。ただ、いまだに「講」という名前そのものも残り、強い結びつきが続いている地域も実際にあるのだ。

また、そこまででなくても、つい30年前までは「講」があったというところは無数にあるだろうし、その記憶はなくても「なんとなく『講』っぽい強い結びつき」の意識は、いまだに多くの日本人の中にあるのではないだろうか。

ちょっと前までは、それは「地縁・血縁・社縁」と呼ばれた。地域の結びつき、親族の結びつき、そして同じ会社にいるという職場の結びつき。私たちはそれを大切にし、その中でお互いに助け合いながら日々を生きている。こういった意識は、日本人の中に深く染みついているように思う。

とはいえ、「講」が消滅しつつあるのと同じように、それにかわる新たな結びつきである「地縁・血縁・社縁」のほうも私たちの社会では急速に薄れつつあることは、これまでも指摘してきた通りだ。

繰り返しになるが、「講」による死んでも簡単には切れないあまりに強すぎる結びつきの時代は、いまから千年前ではない。せいぜい30年とか50年とか、それくらい前の話だ。それなのに、それと交代して出てきた「地縁・血縁・社縁」も、あっという間に消えつつある。つまり、たかだか数十年のあいだに、私たち日本の社会は「いやになるくらい強すぎる絆の社会」から、「絆がほとんどない社会」へとあまりに急激に変化を遂げたのである。

そしてその変化は、私たちがそうしたくて起こしたものともいえる。先ほど述べた『講』に苦しむ女性の話」を読んだ人は、どう思うだろう。「わー、そんなに結びつきがあるなんて、うらやましい！」と思う人はほとんどおらず、私同様、こういう感想を抱く人が多いのではないだろうか。

「たいへんだなあ、そんな結びつきにがんじがらめになるなんて…。プライバシーも何もあったものじゃない。やっぱり都会のマンション暮らしで、ご近所とも『おはようございます』以外、話をしない、という私のいまの生活のほうがラクでいいな」

とはいえ、昨年の大震災のような災害を経験したりすると、「強いつながりは面倒くさい」と思っていた私たちの気持ちにも揺れが生じる。

「でも、いまのマンションにいるときに直下型地震が起きたら、どうなるんだろう。

他の住民たちと協力して避難しようにも、誰がどこにいるのかもわからない。もし、建物の下敷きになっても、きっと誰も助けてくれないだろうな。

住民だけじゃない。どこかから私を探しに来てくれる人はいるだろうか。実家の家族は遠く離れているし、友人や恋人はいるけれど、いざというときは自分だけ逃げちゃうかもしれないし…ああ、やっぱり私には『絆』がないんだ。きっと災害が起きたらひとりで寂しく死ぬしかないんだ…」

そして急に不安が大きくなってきて、「なんでもいいから『絆』がほしい！」と思ったり、「いまのささやかな『絆』をなんとか手放さないように、守っていかなければ」とがまんする決意をしたりするのだ。

これは大震災が起きたから、という理由だけではないだろう。たまたまあのような災害があって、私たちの心の中にあった「『絆』がなくてもホントにいいの？」という潜在的な疑問、不安が一気に表に噴出してきた。そういうことではないだろうか。

「講」の時代、「村八分」の時代から、「絆ゼロ」の時代へ。わずか数十年で起きたその変化のスピードに、私たちは本当の意味でついて行けずにいたのだ。

災害が浮き彫りにした〝潜在的な不安〟

では、これからすべきことは何なのだろう。

少々の窮屈、面倒くささ、あるいはそれから抜けたときの「村八分」のような制裁の恐怖に耐えてでも、私たちはもう一度、「強い絆」の社会を復活させるべきなのだろうか。三世代、四世代で同居し、家族や友人をとにかく大切にし、ひとりぼっちにならないようにありとあらゆる努力を惜しまないようにすべきなのだろうか。

しかし、それははっきり言って、私たちにはもう無理だと思う。

一度、「弱い絆」や「絆ゼロ」の気楽さ、解放感を知ってしまった人は、あのいつも人の顔色をうかがい、人間関係に最大限に配慮しながら生きる窮屈な生き方は、もうできないと思われるからだ。また、そうしたい人としたくない人が入り交じっているいまの社会で、誰かが号令をかけてみても、世の中全体として「もう一度『絆』を！」となることはないだろう。

万が一、強いリーダーが出てきて、「絆、アゲイン！」と叫び、私たちがそちらに傾いたとしても、その後、起きることは目に見えている。先ほどの「講」でうつ病になってしまった女性のように、今度はまた「強い絆」のストレスでさまざまなメンタル不調を呈する人たちが精神科に殺到するというだけだ。

おそらく、目指すべきは「強い絆」の復活ではなく、かといって「孤独、孤立の恐怖」にいつも怯《おび》えながら生きる「絆ゼロ」の社会でもなく、「何かあったとき、いざというときだけ機能する〝都合のよい絆〟」を作ることではないのだろうか。

都合のよい絆。

「都合のよい」という言葉ほど、「絆」とマッチしないものはない、と思う人もいるだろう。「都合のよい」というのはあまりよい意味では使われず、「絆」が持つ純粋さや誠実さとは逆に見えるからだ。

とはいえ、その純粋さ、誠実さばかりに目がいって、「絆？　うん、いいものだよね。これぞ人間の美しさの象徴だ」とそこで思考停止になってしまうからこそ、これまで私たちは過剰でも不足でもない「ほどよい絆」を結ぶことができないまま、極端から極端を行ったり来たりしてきたのではないだろうか。

これも絆、あれも絆

ここはやはり、知恵を働かせ、なんとか人を締めつけすぎず、でもいざというときには役に立つ「ほどよい絆」とはいったいどんなものなのか、を頭を使って考えるべきだと思う。そして、「絆」というからには「何があっても裏切らない、離れない」のではなくて、「私とあなたは『絆』がある間柄だけど、ごめん、今日は無理なんだよね」と融通がきいたり、TPOで強くなったり弱まったりという「都合のよい絆」も認める、という妥協も必要だ。

そのためには、先述したように、「絆」を薄く広く結んでおく、というのも一案だ。100人も「絆候補者」がいれば、誰かがダメでもほかの誰かに頼める、という場合もあるだろう。

また、「プロとの絆」を大切にするという解決策もある。たとえば、警備会社と契約している人は、近所との絆はそれほど強くなくても、不法侵入者から自宅を守ってもらえる。「お金を払って結ぶものは『絆』じゃないよ」という声が聞こえそうだが、「絆は無料」「お互いに奉仕、自己犠牲の精神で結ぶのが絆」という考えからも、ちょっと自由になったほうがいいのではないだろうか。

生きていく上で、助けてくれる誰か、頼りになる何かは必要。これは間違いない。しかし、その誰か、何かとの「絆」は「何があっても助けてくれるかけ替えのない存在じゃなきゃ」などと、これまでの思い込みに縛られすぎないこと。また、自分も誰かと親しい関係になるときに、「何があってもこの人を助けなきゃ」と思い詰める必要もない。

これも絆、あれも絆、これがダメならあっちもあるさ。いざとなれば、プロの手やNPOの手を借りて、なんとかする道だってあるはずだ。

そうやって「絆」というものをゆるく、あいまいに考えておく。

これがもっとも大切なことではないかと思うのだが、「ゆるけりゃ、そもそも『絆』とは呼ばないんだ！」と言われたらどうしよう。「絆」という漢字の右側にさらに「半」の字をつけて、「ユルキズナ」と呼ばせるような新漢字を作ったらどうかしら…などと、私の中で空想はユルユルと広がっていくのだった。

あとがき

大震災以降、世間にこんな雰囲気はないだろうか。

「絆」という単語が登場すると、それに続くのは「大切」「必要」「美しい」などの肯定的な言葉に限られる。そしてそこには、「それは本当に大切なこと?」と真偽を検討したり疑問をはさんだりする余地もない。もし、ちょっとでもそんなことを口にしたら、「絆が必要ない、とでも言いたいのか!」と自己中心的な人間、復興を望んでいない残酷な人間だとさえ思われかねない…。

しかし、本文で紹介してきたように、診察室では本当に小さな声でこんなことが語られ続けてきた。

「絆を強要され、しんどいんです」「絆を結べない私はダメだ、と否定されているようでつらいんです」。

彼らは、あたかも「絆」に呪縛されている人たちに見えた。つまり、「絆ストレス」

がこの人たちに新たな〝生きづらさ〟を感じさせる要因となっているのだ。

もちろん、「絆」のほとんどは人を救い、生きる力を与えるものだ。とはいえ、中には「絆ストレス」として人を苦しめ、重しとなる「絆」もある。

そのことを知ってもらいたい。「絆」と言えばそれだけでよいもの、否定してはいけないもの、と思考停止に陥らないでほしい。

そんな気持ちを込めて、本書を記した。完成までをしなやかにリードしてくれた青春出版社の出雲安見子さんには、この場を借りて心からの感謝を伝えたい。


ずっとひとりぼっちで生きたい、と思う人はいないし、それでは生きていけない。かといって、自分であることを失うほど、常に強く誰かと結ばれている必要もない。

やさしさ、思いやりはお互いに忘れず、かといって「絆ストレス」にも苦しめられずに生きていく道がきっとあるはずだ、と私はひそかに期待している。

大震災から1年半がたった日に

香山リカ

青春新書
INTELLIGENCE

こころ涌き立つ「知」の冒険

いまを生きる

"青春新書"は昭和三一年に——若い日に常にあなたの心の友として、その糧となり実になる多様な知恵が、生きる指標として勇気と力になり、すぐに役立つ——をモットーに創刊された。

そして昭和三八年、新しい時代の気運の中で、新書"プレイブックス"にその役目のバトンを渡した。「人生を自由自在に活動《プレイ》する」のキャッチコピーのもと——すべてのうっ積を吹きとばし、自由闊達な活動力を培養し、勇気と自信を生み出す最も楽しいシリーズ——となった。

いまや、私たちはバブル経済崩壊後の混沌とした価値観のただ中にいる。その価値観は常に未曾有の変貌を見せ、社会は少子高齢化し、地球規模の環境問題等は解決の兆しを見せない。私たちはあらゆる不安と懐疑に対峙している。

本シリーズ"青春新書インテリジェンス"はまさに、この時代の欲求によってプレイブックスから分化・刊行された。それは即ち、「心の中に自らの青春の輝きを失わない旺盛な知力、活力への欲求」に他ならない。応えるべきキャッチコピーは「こころ涌き立つ"知"の冒険」である。

予測のつかない時代にあって、一人ひとりの足元を照らし出すシリーズでありたいと願う。青春出版社は本年創業五〇周年を迎えた。これはひとえに長年に亘る多くの読者の熱いご支持の賜物である。社員一同深く感謝し、より一層世の中に希望と勇気の明るい光を放つ書籍を出版すべく、鋭意志すものである。

平成一七年　　刊行者　小澤源太郎

著者紹介

香山リカ〈かやま りか〉

1960年北海道生まれ。精神科医。立教大学現代心理学部教授。豊富な臨床経験を活かして、新聞・テレビなどの各メディアで、社会批評・文化批評などを行っている。また、現代人の心の問題について洞察している。著書に、『「ダメな私」に○をする』(中央法規出版)、『「だまし」に負けない心理学』(技術評論社)、『しなやかに生きるって、どんなこと?』(幻冬舎)などがある。

絆《きずな》ストレス　　青春新書 INTELLIGENCE

2012年10月15日　第1刷

著　者　香《か》山《やま》リカ

発行者　小澤源太郎

責任編集　株式会社プライム涌光
電話　編集部　03(3203)2850

発行所　東京都新宿区若松町12番1号 〒162-0056　株式会社青春出版社
電話　営業部　03(3207)1916　振替番号　00190-7-98602

印刷・中央精版印刷　製本・ナショナル製本

ISBN978-4-413-04376-2